U0302216

HOW
MUCH
BRAIN

DO
WE

REALLY
NEED

我
们
的
脑
子
够
用
吗
？

剑桥的9堂趣味脑科学课

[英] 亚历克西斯·威利特　珍妮佛·巴内特　著
Alexis Willett　　Jennifer Barnett

颜雅琴　谢晴　译

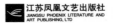

江苏凤凰文艺出版社
JIANGSU PHOENIX LITERATURE AND
ART PUBLISHING, LTD

感谢格雷厄姆，如果没有你，就不会有这本书。感谢卡西迪，拜你那些欢乐的打扰所赐，我不得不破天荒地好好管理我的写作时间！你们是最棒的！

——亚历克西斯·威利特

感谢格雷戈，以及你与我分享的那些古怪又精彩的思想。

——珍妮佛·巴内特

致 谢

　　本书能够付梓，多亏了诸君的慷慨相助，许多朋友拥有比我们丰富得多的脑科学知识。特别感谢格雷厄姆·默里（Graham Murray）、劳伦·韦斯（Laurie Weiss）、西蒙·凯尔（Simon Kyle）、弗格斯·格雷西（Fergus Gracey）和玛姬·亚历山大（Maggie Alexander）能够拨冗参与我们的专家访谈，也十分感谢你们能够不吝在本书中分享自己的精彩思想。非常感谢为我们提供重要建议的朋友们：安娜·巴尼斯（Anna Barnes）、亚历克西亚·巴拉尔（Alexia Barrable）、尼克·沃尔什（Nick Walsh）、乔尔·沃尔姆斯利（Joel Walmsley）、罗斯·朗维尔（Ross Rounsevell）、莉齐·葛柔思（Lizzie Gross）、亨利·艾特肯（Henrie Aitken）和胡安·桑切斯－卢雷达（Juan Sanchez-Loureda）。

本书存在的任何纰漏都与他们无关，完全是我们自己的疏忽。

最后，感谢亲爱的家人和朋友，他们为此书付出了极大的热情与支持（希望他们能站在排队买书的最前列！）。

前言　处理问题

砰！宇宙出现了。然后猿人诞生了。猿人不断进化，脑不断长大，之后体型缩小了一点儿，就变成了我们。诚然，关于人类如何诞生这一问题，这不是最科学的简介，显然还有很多别的事情发生。但我们想知道的是：为什么我们的脑长大了这么多？现在的我们真的需要这么多脑子吗？以后呢？

开始进一步探讨之前，我要特别提一下，为什么我们会想到这个问题 —— 人类需要多少脑子？这源自偶然听到的一段对话，发生在两位杰出的精神科医生之间。当时，医生们在讨论一项研究的结果，脑部扫描显示，一部分精神分裂症患者在服用抗精神病药物期间，会出现脑萎缩的症状。他们想知道这种萎缩对于患者的日常生活有什么样的现实意义，而这项研究并未记录相关结果。这引发了一场争论，如果没有进行脑部扫描，个体会发现自己脑萎缩了吗？换句话说，脑萎缩真的重要吗？由此，我们开始思考，脑萎缩仅见于这项研究之中吗？除了这些患者，我们一般人也应该担心自己的脑子会出什么问题吗？

实际上，脑萎缩并不罕见。一个对我们所有人来说都是坏消息的事实是，从 35 岁左右开始，我们的脑就开始萎缩了。好消息是，我们通常对此毫无察觉。怎么会这样呢？我们想知道，这是否意味着我们其实不需要那么多脑子？

我们人类都有脑。诚然，在"一部分真人秀节目参与者和政治家到底有没有脑子"这个话题上，人们争论不休。但无论如何，我们确实都有脑。这些颤颤巍巍的细胞和连接，高居身体的最顶部，精密而微妙地控制着我们的每一个动作与思想。它是一个极度复杂的器官，比身体中其他任何器官都要复杂，对我们的一切都负有责任。尽管不同种群的人类形态有很大差异，健康、发育完全的脑结构却几乎是一样的。

现代人脑由许多关键部分组成，大致可以分为大脑、小脑和脑干。每一部分都有很多组件（我们试图用一张基本结构图方便你理解，见图 1）。大脑是脑中最大的一部分，通常，当我们想到"脑"这个词，最容易想到的就是这一部位，它看起来就像一团宛如皱缩海绵的香肠。小脑比大脑小得多，位于头的后部，大脑的下面。脑干则位于小脑的前面，大脑的下面。然而，毫无疑问，这只是关于脑解剖结构最简单笼统的概述。

　　将动物界的平均头身比例应用在人类身上，根据人类的身体大小推算出的脑尺寸，远比实际上小许多。有人认为，为了让如此庞大的脑得以存在，人类的婴儿必须比其他物种出生得更早。因此，人类新生儿非常弱小，无法觅食，也无法逃离危险。从生存观点来看，这是种非常不合理的现象。所以，为什么人类要进化出这样的脑？尺寸特别大的脑子给我们带来了什么好处？

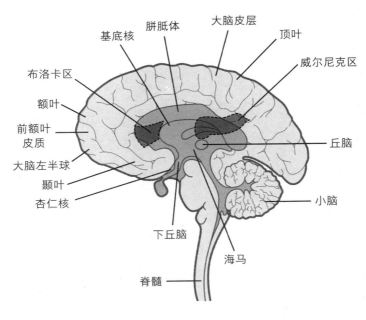

图1　脑的主要结构

脑是我们所知最复杂的系统。在人生下来的第一年，这一硬件设备的体积就增大了 2 倍，此后，它会对每一项新的生命经验做出反应，不断地在微观层面上重塑与重设自己。一部分生命经验（如教育）会导致脑细胞增多，脑体积变大。而另一部分经验（如饮酒，甚至是正常老化）会导致脑细胞死亡，并且无从替换。平均而言，脑比较大的人，脑功能比较强，寿命也比较长。然而，在人类这一物种内部也存在很大区别：男性的脑比女性大 10% 左右；为了更好地保存热量，祖祖辈辈生活在较冷地区的人的头和脑都更大更圆。这些"硬件"上的差异带来的影响，也会经过"软件"差异调整：脑功能的峰值不仅仅取决于脑的大小，也关乎使用的效率。

与神乎其神的传言不同，我们其实使用了 10% 以上的脑，但即使是现代神经科学，也无法准确地测量我们每一次，或终其一生究竟使用了多少脑子。我们已经知道，哪怕是大得惊人的一部分脑组织受到损害或破坏，许多似乎起着核心作用的脑功能（例如语言、思考和情感）也不会消失。这是否意味着，我们如果失去了一些部位的部分脑细胞，自己压根儿也不会发现？

无论是为了对自己和周围的人有更深入的理解，还是对脑的错综复杂与无数秘密惊叹不已，人们对脑和心灵的痴迷永不止步。尽管已有许多作家试图展示思维的内在运作和精神成就的辉煌灿烂，但本书试图挑战你对脑的不同看法。我们不仅关注脑能做的许多奇妙的事情，还要探索，如果缺失了一部分脑，人类是否还能生活得很好。

▷ 这本书究竟讲了些什么？为什么值得一读？

本书旨在揭示人脑的能力——在最理想和不理想的条件下，在过去、现在和将来——并考虑它能做些什么。本书展示了一些有趣的假设，精彩的个体经验和专业的学术观点。为了让你阅读得更清晰，我们将整本书分成了4部分，可以概括为：第1部分，我们是谁，我们何以发展至此；第2部分，脑的正常变化；第3部分，如果脑中的事物出现了异常状况会发生什么；第4部分，脑会将我们的一生及超越生命的事物引向何方。

我们会反思人类进化史，思考最初为什么会产生这样庞大的脑，是什么将我们与其他物种区分开来。然后，我们将考虑，从生存的基本需要到人类成就的最高层次，工作中的脑需要做些什么。为了做到这一点，我们会探索贯穿整个人类生命的发展证据，浅谈脑损伤、异常发展和退行性疾病的影响。我们会探讨脑尺寸和结构的正常性别差异，以及在人群中，脑的生物学、智力和其他认知功能之间关系的意义。通过观察脑功能的正常变化，并与那些不具备完整脑功能的人一起评估，我们开始沉思，自己是否真的需要那么多脑子？脑子出现的一点点萎缩，到底有没有什么危害？为了解答这些问题，我们凝视着魔法水晶球，试图看见脑在未来的可能性 —— 我们将拥有最理想的营养、教育和医疗条件，还可能会挖掘出一系列潜能，包括替换或重新设计有缺陷、老化了的脑细胞。

本书不仅包含我们的一面之词。许多脑科学专家分享了与本书主题有关的看法，并且非常友善地同意我们在此展示出来。不要说我们不宠你哦。在这本书中，你将读到许多访谈，分别来自心理学家、精神科医生、神经学家以及从事与神经系统疾病患者相关工作的人士。他们提供了许多与脑有关的迷人见解。

不过，我们也希望你做一点认知练习和相关工作作为准备。当你阅读这本书时，我们希望你不断问自己：我们到底需要多少脑子？我们会提供事实、数据、案例、假设情境、专家意见和科学原理来武装你的思想。我们会带你跨越形形色色的物种和地域，穿越古老的时间迷雾，前往遥远的未来。我们将回应各种各样的问题，例如，脑力训练或成为"超级老人"（SuperAger）是健康老去的关键吗？喝咖啡或晒太阳对我们的认知功能有好处吗？女性真的会"一孕傻三年"（baby brain）吗？电子产品会毁掉我们的脑子吗？当然还有，猕猴是位好侦探吗？

格雷厄姆·默里博士的观点

格雷厄姆·默里博士，剑桥大学精神病学系讲师，英国剑桥大学和彼得堡国立卫生信托基金会 CAMEO 早期精神疾病服务中心名誉顾问。

格雷厄姆身兼两个重要角色，既是科研人员，又是临床医生。作为一位神经科学家和精神病学学者，他对脑成像技术很感兴趣。格雷厄姆的研究重点是认知和脑的毕生发展，以及精神疾病的生理基础。作为一名精神科医生，他主要关注"精神病早期干预"领域，也就意味着专攻首次患上精神分裂症或其他精神疾病的年轻患者。格雷厄姆就是上文那段谈话里涉及的两位精神科医生之一，共同主持着上文提及的那项研究。

作者：那么，格雷厄姆，跟我们聊一聊你的研究吧。你在研究些什么？为什么要研究它？

格雷厄姆：我们对精神分裂症是否存在不断发展的神经退行性病变很感兴趣。事实上，长期以来，精神科医生都对这个问题很感兴趣。这是因为有些精神分裂症患者的病情会逐渐加重，也就是说，他们的认知障碍越来越严重，症状越来越明显，应对需要心理功能的日常活动的难度也越来越大。有些问题会日益恶化，导致患者无法独立生活，需要住在有 24 小时看护的场所。目前还不能确知为什么有些病人的病程不断恶化，但有种由来已久的理论认为,这可能由进行性脑萎缩引起。

所以我们想知道精神分裂症患者的脑容量是否会随着时间推移而逐渐减少。然而,我们已经知道,随着年龄增长,每个人的脑容量都会逐渐减少,所以我们需要测量精神分裂症患者的脑容量降低率,与没有精神分裂症的对照组进行对比。我们从临床经验中得知,即便都是患有精神分裂症的人,情况也大不相同,在疾病的影响下,有些患者出现了非常严重的残疾,也有一些患者能够完全康复。因此,我们对于精神分裂症患者脑变化的变异性很感兴趣。我们专门研究了药物是否与脑容量降低率的增减有关,脑容量降低量较大的患者是否会出现相应症状,或者说,认知功能是否会变得比其他患者更差。

我们对每个人都进行了两次脑扫描,间隔大约 9 年。我们采用了计算机程序来计算两次扫描之间的脑容量降低程度。最后发现,平均而言,精神分裂症患者的脑萎缩率比对照组高,萎缩程度则与服用的抗精神病药物量相关。

作者: 对于这个结果,你和同事们感到惊讶吗?或者这就是你们预期的结果?

格雷厄姆: 在刚开始研究时,我们没有期望过得到这一结果。因为以前有许多研究者声称药物有神经保护作用,并且能够防止脑容量降低。这一研究花了好几年的时间,我们得到结果的时候,另一组艾奥瓦州的研究者已经得到了同样的结果。所以,实际上我们有效地重复证实了他们的研究。

作者：考虑到上述结果，你认为脑会继续发生什么变化？

格雷厄姆：最简单的解释是药物会加速脑萎缩。然而，我们这种纯粹的观察研究很难证明因果性。可能是因为最严重的精神分裂症患者，脑萎缩也最严重，为了帮助这些重症患者，临床医生不得不将药物处方的剂量不断增加。我们知道，药物的剂量越高，脑容量降低的程度也越深，但我们无法确定脑容量降低是由于大剂量药物的作用，还是因为这些病人（即最严重的病人）的脑本来就更容易萎缩。换句话说，你不能把药物与疾病对脑的影响分离开来。

作者：你认为脑萎缩对人有显著的影响吗？这是你在临床工作中会考虑的问题吗？

格雷厄姆：我们发现，脑萎缩的程度与认知功能变化没有关系。换言之，脑萎缩对心理表现没有明显的影响。精神分裂症并不是痴呆症那样典型的神经退行性疾病，我们认为，在痴呆症中，脑萎缩会导致疾病的临床进展，但在精神分裂症中就不太清楚了。如果你认为脑萎缩永远是坏兆头，那就想得太简单了。在某些情况下，脑的特定部位出现萎缩似乎是有益的。举个例子，在正常发育中，随着年龄增长，儿童的脑灰质会逐渐减少（但白质会增加）。有研究发现，在青春期早期，灰质减少量最大的儿童在智力功能方面发展得也最好。回想一下我们的研究，乍一看精神分裂症患者的脑萎缩率很高，似乎很可怕，但这也可能是一种脑适应的过程，甚至可能是有益的。

因此，你现在可能会发现，在精神科临床工作中，使用像脑容量降低这样的指标一般不是特别有效，因为目前还不完全清楚这究竟意味着什么。脑容量降低在个体层面说明了什么？在我们进一步了解这一问题之后，未来我们也许可以结合这种测量方法，用以告知病人应如何护理。

作者： 你认为我们实际上究竟需要多少脑子？

格雷厄姆： 看起来，大多数人似乎能很好地管理自己的脑子，尽管我们的脑在 30 岁左右就会开始日渐萎缩。可这并不是说这个过程是无害的——这最终可能引发无法补偿的损失，在某一个节点，心理功能可能会突然下降。我们还应该记住，这不仅仅关乎脑容量，也跟脑的工作效率有关。这可能涉及脑部不同区域的连接程度，信息流动的有效性，脑中重要的化学讯号物的平衡。因此，答案也许是：在理想化的状态下，我们需要自己全部的脑，但与此同时，我们也有能力适应脑的变化。

目 录

第 3 部分

超越极限 —— 我们能失去多少脑子

重中之重
——我们拥有多少脑子，这重要吗

第 **❶** 章

首要问题：为什么人脑如此巨大

我们的脑并非从一开始就拥有如此庞大而繁复的美丽结构。虽然说从原生浆液分化出来之后，它确实发生了惊人的变化，但这些变化不是一夜之间完成的。远在我们最古老的祖先行走在这个星球之前，这一神奇的器官就已经开始了进化，并足足花费了数十亿年时间。

在深入探讨我们的脑究竟做了些什么、是否需要脑的全部之前，我们打算在时间上后退一步，思考为什么人脑会发展成现在这样。了解脑的进化过程，有助于我们确定哪些部分是最重要的（以及哪些部分最不重要），我们为什么成了今天的样子。从远古时代的祖先发展至今,人脑已经增大了很多,但现在又开始进入萎缩阶段了。人脑是如何进化的?我们如何与其他物种相比较?

▷ 从最原始的时候开始吧(这是一个很适宜的开始)

地球刚开始孕育生命时,我们所知的"脑"并不存在。地球上的一切生物都是从微小的细菌进化而来,它们没有清晰可辨的脑,就这样存在了几十亿年。然而,随着时间推移,进化垂青于那些能够找到营养、规避风险的有机体,于是这些原始生物开始渐渐演变出更神奇的东西。这些"东西"首先需要发展出一套控制系统,用来执行更复杂的行为(而不仅仅是对刺激的即时性反应)。又过了很长时间,更优秀的协调功能出现了,可以让生物体协调自己的行为与其他同类的关系。

神经系统缓慢地进化着,一部分细胞(神经元)成为专门携带信息的载体,发展出了长长的突起(轴突),通过突触与其他神经元细胞相连接。随着神经系统的进化,脑开始成为控制中心。神经元成群聚合在一起,组成了中枢神经系统,能够进行更复杂的信息处理,使动物能够以更精细的方式移动身体、应对环境。

脑慢慢变得越来越大、越来越高级。从进化论的角度来看,人脑中最古老的部分负责维系生命,包括控制我们的呼吸、心率、体温和平衡。读到这里时，你或许已经猜到这些部分（关于这些部位，我们将在第 2 章展开讲解）现在仍存在于我们脑中了。后来进化出来的那些更新、更有趣也更复杂的结构，则有助于不断提升人脑的功能。

最后，学习和记忆的能力得以发展，神经处理信息越来越高效。当脑接触到更大量的视觉、听觉及其他感觉信息输入，一种叫"新皮质"的东西（接下来我们将称之为"脑皮层"）就出现了。这是人脑最近一次的更新，常被认为对人类智能起决定性作用。脑皮层能够激活复杂的活动，特别是社会性行为。因此，它的出现为更复杂的运动、有意识的思考与判断以及最终形成的语言铺平了道路。

正如你所想象的，地球上出现的第一批哺乳动物（约在 2 亿年前）脑皮层非常小。其中一部分哺乳动物来到树上生活，为了适应新的生活方式，他们需要更好的协调能力才能活动自如，拥有更好的视力才能捕捉快速移动的猎物（如昆虫）。只有那些对树上生活适应得最好的个体，才有机会将自己的基因优势传递下去，这使得脑皮层的视觉部分开始扩展。脑的各个部位之间更复杂的连接建立起来之后，哺乳动物（尤其是灵长类动物）才能够以更复杂的方式行事。

所以你可以看到，在人科动物（包括所有已经灭绝或仍然存续的类人猿品种，也包括人类）出现之前，脑已经走过了漫长的发展之路。虽然现代人类最早的祖先生活在大约六七百万年前，但早在我们出场之前，就有许多种人科动物匆匆出现而又消弭无踪。现代人（智人）仅仅存在了 20 万年。那么，这么漫长的时间里，猿人都在做些什么？更重要的是，猿人的脑子发生了什么变化？

▷ 浅谈进化论

在仔细观察人脑的变化过程，思考它如何成长为惊人的能量宝库之前，先谈一谈进化论的工作原理吧。查尔斯·达尔文（Charles Darwin）运用他著名的脑子，友善地为我们提出了著名的进化论思想。1859 年，他出版了鸿篇巨制《物种起源》（*On the Origin of Species*），在这本书中提出了著名的假说：进化是自然选择的过程。随着时间推移，代与代之间的物理特性或行为特征遗传，最终导致了生物体的改变。有益的改变使生物能够更好地适应环境，茁壮成长，这有助于增加其生存与繁衍的机会。动物王国中数不胜数的各类物种都在随着时间进化，能力越来越复杂，物理形态也变得越来越精细。然而，值得注意的是，进化并不一定是线性的。改变可以在任何时间、以任何方式发生，那些被证明有利的变化可能会在另一个方向上走出岔路，最终创造出一些全新的事物，而不是对旧事物的改良。例如，虽然我们知道自己和其他灵长类动物血缘亲近，并且时常狂妄地自认为是比它们更复杂的升级版，实际上，现代人类并不是从猿猴进化而来。正如我们所知，今天仍有许多种猿猴好好地生活在地球上。现代猿猴与现代人类由同一个远古的祖先进化而来，只是在进化过程中走向了不同的分支。

从最古老的祖先开始，人脑究竟何以进化至今？为了回答这一问题，我们需要一些证据。不幸的是，并没有那么多史前的脑留给我们解剖、扫描和询问。脑在很多方面都非常优秀，但却十分不适宜变成化石。不过，脑忠诚的卫士——头骨，却在这方面表现得颇为出色。因此，研究人员往往会通过测量头骨的大小和形状，估算出脑随着时间推移而发生的变化。古代文物也有助于构建早期人类生活的图景，从而帮助研究人员推断他们的脑的能力范围。同样，我们也能通过理解远古祖先的生存、发展与行为所需要的功能和能力，尝试去推断他们脑的变化。值得注意的是，许多依据化石记录而提出的脑进化理论仍存在不少争议，与此同时，新理论也在不断涌现。尽管无法确定精确的进化之路，但从我们对各种人科动物颅骨的研究来看，不可否认的是，我们的脑的尺寸不断变大，形状也发生了变化。

▷ 穿过时间的迷雾，我们的脑曾是什么样子？

直立行走以来，人类的脑真的发生了很大的变化吗？人类的家族树中，最早的人种之一（距今约六七百万年）被称为乍得沙赫人（Sahelanthropus tchadensis）。直到 2001 年，人们才发现了一个乍得沙赫人的化石遗骸。由于只找到了头骨碎片，只能估计它的大致尺寸。经过推测，人们认为它的头骨和大脑比现代黑猩猩略小。为了便于大家理解与想象，我们再解释一下，人类的脑比黑猩猩大 3.5 倍。好吧，我们知道这只是一个化石，但它似乎表明了随着时间推移，脑的体积出现了大幅增长。然而，为了进一步说明这一情况，我们需要对过去几百万年发生的事情进行更多的细节描绘。

后来，一个被称为南方古猿（Australopithecus）的群落发展出了一套具有优势的特征组合，现代的猿类和人类都继承了这些特点：直立行走的能力，长长的胳膊和可以弯曲的手指（有助于更稳地爬树）。有些研究者认为这种进化有助于南方古猿的生存与发展，因为如此一来，在环境与气候发生变化时，它们既能在树上生活，也可以长住地面。距今约 320 万年前，南方古猿中有一支被称为南方古猿阿法种（Australopithecus afarensis species）的种群，其中一个非常著名的个体，我们将其命名为"露西"。

露西坐在一棵树上（位于如今的埃塞俄比亚），为下一顿饭犯愁时，怎么也不会想到有朝一日自己会成为整个物种里最著名的一位——事实上，她是全世界最著名的化石之一。露西被发现于 1974 年，这彻底改变了我们对人类起源的理解。在当时，她不只是已知最古老的化石，也是最完整的之一，这激起了公众的想象力。看着她的骨架化石，现代人可以想象、惊诧于这样一种小小的、类人的生物曾与我们共享同一个地球 —— 虽然是在几百万年以前。

要做到地面与树上两栖，意味着露西及其同类的脑必须有所变化。与更早期的物种相比，他们的脑处理的信息和给予身体的指令可能更复杂，这也迫使他们升级心理禀赋。与现存的猿类相比，虽然我们的远古祖先的脑尺寸相近，但脑结构存在差异，比如说，他们的皮层开始扩张，这说明更高级的功能正在发展。

尽管我们家族树的下一个分支 —— 傍人属（Paranthropus），在脑的尺寸上已经出现了小小的进步，但直到人属（Homo）出现，脑才发生了能够检测到的重要变化。

1955年，我们将人属定义为与现代人最接近的种属，是一种直立行走的双足动物，能够灵巧地使用石制工具。人属中的第一种被称为能人（Homo habilis），以能够制作工具而得名。这一种群生活在240万至140万年前，脑体积约600立方厘米，大约是现代人脑的一半，比南方古猿则大了0.5倍。一些研究者认为能人不是独立人种，仅仅是下一种人科动物 —— 直立人（Homo erectus）的变异种。然而，不管是不是独立人种，这一新种属的脑中都出现了可观察的变化。能人的化石显示他们的脑略有增大，其中主管语言的脑区"布洛卡区"（Broca's area）也有所扩大。这表明他们已经开始互相交流，虽然我们不能确认，发展出来的是不是我们所认知的语言。

真正的直立人样本拥有更大的脑。据估计,直立人的脑体积约为 900 立方厘米,与此前的能人相比明显更大,但仍然远不及现代人。

能够制造和利用工具,使我们的祖先得以从更多样化、更高能量的饮食中受益。从用火烹制肉类开始,他们能够获取更多的营养。研究已证实,熟肉比生肉营养价值更高,同时也更容易咀嚼、消化,要获得同样的能量,需要的熟肉远比生肉分量少。这意味着我们的远古祖先不再需要那么大的肠道(在消化食物时会消耗大量能量),随着时间推移,这部分解剖结构变小,释放出更多能量用以扩展脑。与其他人科动物相比,现代人类的肠道非常小,体积只有它们的 60%。然而,我们的脑比较大,需要占用多得多的能量,这意味着我们必须拥有能量更密集的饮食,才能获得有效运转所需的燃料。哈佛大学灵长类动物学家理查德·兰厄姆(Richard Wrangham)认为,在 190 万年前,我们的身体表现出了对烹饪方式的适应性发展,这是我们与其他灵长类动物的关键分水岭。

现代人类的祖先智人(Homo sapiens)并不孤单。其他人种曾与智人并存,而后却走向消亡,如尼安德特人(Neanderthals)与海德堡人(Homo heidelbergensis)。这些人类的表亲已经存在了几千年,进入智人时代后,还共同生活了一段时间。有趣的是,尼安德特人比现代人矮而粗壮,脑却跟我们差不多大,有时甚至比我们更大,只不过他们的脑部形状更长一些。研究人员发现，现代人和尼安德特人出生时都拥有相对较长的颅骨，但现代人的头骨会在成长过程中发展成球形，尼安德特人则不会。基于头骨形状的不同发育趋势，研究者推测，出生之后，现代人的脑发育模式与尼安德特人有很大不同，这可能与二者之间的认知差异相关。

▷ 越来越大，越来越大，越来越大……

与最早的祖先相比，我们的脑足足扩大了 3 倍。然而，脑尺寸的增长速度并不是恒定的。在现代人类产生之前，进化的速度相对较慢；而其后，现代人类进化速度加快，直到成就如今的伟大模样。

脑进化过程中的早期变化耗费了数百万年，直到距今 20 万至 80 万年左右，脑尺寸才开始迅速扩大。人们认为，这种快速的变化与剧烈的环境变迁有关。从非常潮湿到非常干燥，重大的气候变动让环境变得难以预测。有人认为，对于某个物种而言，更大、进化度更高的脑可能更容易适应环境的剧烈变化与循环，既能度过饥荒岁月，也能度过丰收年代。也许，能够适应环境的人才能在严峻挑战中生存下来，为了在不同条件下生存，他们可以改变自己的行为。这说明他们的脑有解决问题的能力，比如使用不同方式去寻找食物或住所。这可能也说明他们的记忆力更好，更容易记住和辨认食物或住所的迹象、位置，哪怕不是在自己熟悉的环境里。

也许这样的个体更适宜相互交流、合作，共同生存。他们的脑在驱动自动化的身体功能方面（如体温调节）可能更有效率，因此就更容易存活。当然，他们也能有效地繁殖和养育后代，从而将优势传递下去 —— 进化就是这样发挥作用的。关于有利性状会给个人带来什么样的优势，有许多可能的理论解释。

虽然我们还不知道早期人类的脑最初为什么开始扩大，但我们确实可以看到，物种进化过程中存在生理结构和能力上的变化。我们的脑一直在增长，我们的身体也一直在进化，我们长得越来越高，体毛越来越少。与我们的古老祖先和同时代表亲相比，现代人类进化出了更轻盈、更细长的骨架，和包裹在薄薄头骨中的巨大的脑。我们的面部特征更精细，牙齿更小。所有的发展都伴随着我们的生活改变，这些结构变化是为了更好地适应我们的需求。当我们越来越适应在地面上生活，越来越擅长建造住所、与邻居和谐相处（能够组织社区烧烤、一起喝咖啡），我们对攀爬、战斗所需的体力要求就降低了。当我们能够开发出工具去做一些工作（如用刀切肉，学会烹饪），让食物变得更容易咀嚼，我们的颌骨和牙齿就变小了。随着我们的颌骨占头颅的比例变小，颅骨就拥有了更大的空间来容纳脑。

终于我们的祖先等到了这样的机会，不再只关注生存，能力与兴趣开始升级，开始能够利用环境来改善生活，从而带来更强的生存优势。早期人类学会了制造和使用工具，这反过来又使他们能做更多其他有益的事情，如发现火种，学会利用火来取暖、烹饪。随着认知能力的发展，他们学会了群体生活，也许还可以有效沟通、谈判并创造社会结构。随着精细运动技能与思维过程的发展，工具、衣物及其他人造物也渐趋复杂。事实证明，早期智人生产的工具比生活在同时代的其他人种都更先进。与此同时，洞穴壁画也说明智人创造了艺术。驯养动物，发展农业、交通、贸易以及建构复杂社会结构，都建立在脑的复杂化这一基础上。可以想象，人类历史上的所有发展都必须随着脑的进步才能实现。

如你所见，脑的变化并非仅限于尺寸变大，它还在不断建构新能力、扩展最有用的关键区域。究竟是脑的进化导致新能力出现，还是新能力激发了脑的进化，目前还无法定论。然而，随着人脑的进化，认知功能不断升级，许多基本功能也随之转化。随着脑中的一些区域变得越来越重要，（在很多代人的逐渐进化中）另一部分区域很可能会被牺牲掉，变得越来越不重要。例如，与侵略性及其他原始能力相关的脑区，就不再那么突出了。有些人的原始能力相关脑区较小，却可能在另一层面拥有更大的脑区和能量——用以支撑更复杂的认知功能、更精细的运动能力，从而获得生存和择偶上的优势。那些能够更有效地沟通、谈判的个体，在制造物品、狩猎或保护自己等方面，都可能比偏重于原始能力的同类更有生存优势。

▷ 砰！泡沫炸裂

一切美好事物终将结束。人脑的现代模式至少在 20 万年前就已经出现，体积最终达到了庞大的 1500 立方厘米，在此之后，似乎就停止了增长。你可能会认为从此就万事大吉，我们的脑会一直顺利地匀速发展。可事实并非如此。在长达约 19 万年的时间里，人类都沐浴在生理上风平浪静的时光里，并不知道浪潮即将来临 —— 我们的脑开始萎缩了。与脑体积的峰值相比，我们这个物种的脑体积已经下降了大约 100 至 150 立方厘米，相当于一个网球的大小。在过去的 10000 至 15000 年间，我们的头身比显著下降，这是为什么呢？是因为我们的脑适应了生活方式的变化，不再需要这么庞大的形态吗？也许现在的脑可以更有效地处理信息 —— 在某种角度上我们可以用手机来类比，以前的手机体积巨大、功能有限，现在的手机则越来越趋于轻薄而功能强大。

威斯康星大学麦迪逊分校的古人类学家约翰·霍克斯（John Hawks）认为，人脑体积的下降确实是我们变得越来越聪明的标志。由于庞大的脑需要许多能量来运转，因此，体积更小、更简化的脑，可以更高效、更强大，它虽然需要较少的能量，却可以承载更强的认知能力。然而，也有一些学者假设，如果我们的脑比现在更大，也许可以有更强大的功能。荷兰神经科学研究所的米歇尔·霍夫曼（Michel Hofman）认为，在体积为

3500 立方厘米（相当于现代人脑的两三倍）的情况下，人脑可以到达处理能力的顶峰。他认为，超过了这一临界值之后，脑变得越大，效率越低，从而限制了认知能力的提升。因此，至少根据这一理论，脑还应该继续生长。

如果如霍夫曼所言，那我们身上发生了什么？也许，随着生活改变，我们不再使用脑原本设计的全部功能，根据"用进废退"原则，人脑就会随之衰退。一部分研究者认为脑的缩小是我们这一物种认知衰退的标志。

密苏里大学的研究者们调查发现，随着智人面对的社会环境日益复杂，其颅骨大小也发生了变化。他们发现，在全球范围内，当人口数量很低时，颅骨仍在持续增大；但当人口密度不断增加时，颅骨开始逐渐变小。他们得出结论，随着复杂社会的出现，人们不再需要为了生存殚精竭虑，所以脑的尺寸开始变小。从前，低智力（或低适应性）的个体更可能早夭，或至少是难以找到配偶，传递基因。然而，在复杂的社会中，这种个体可能通过其他人的支持而实现生存、择偶，从而使基因得以传递下去，最终拉低了整个物种的智力水平。为了确保我们种族的智力能够不断发展，也许不得不保持不太友好的氛围，构建这样一种社会 —— 让那些有利性状较少的人无法活到能够繁衍后代的年龄，或至少难以找到配偶。这是一种令人很不愉快、无法接受的前景。

来自伦敦自然历史博物馆的古人类学家克里斯·斯特林

格（Chris Stringer）认为，脑容量萎缩在某种程度上与近一万年来人类体型整体缩小有关。人类体型缩小也许是因为气候变暖——我们不再需要那么庞大的体积了。此外，他指出，更大的脑需要更多的能量来维持运转，这未必很有必要。斯特林格认为，由于电脑和各种小工具的出现，大部分人不需要储存那么多信息，有较小的脑已经足够用了。而前些时代的人拥有书籍、歌曲和民间故事，大概也能起到类似的作用。斯特林格认为这可以视为一种归化效应（domestication effect）。正如家养动物比野生同类的脑小，因为它们不再需要与狩猎或自我保护相关的认知能力，我们人类可能也失去了一部分脑力，因为我们正在变得越来越"家养"。

为了理解这种脑萎缩，我们需要了解萎缩是针对脑的整体，还是限定于重要性有所降低的特定部位。一些中国科学家发现，虽然我们的脑在过去的几千年里一直在萎缩，但并不是脑的每个部位都在同等地缩小。他们发现的证据表明，有一个部位实际上是在逐渐增大的，那就是额叶。额叶涉及一系列的功能，包括运动技能、问题解决、判断、语言、记忆、情绪、情感、社会行为，等等。

那么，我们的脑现在仍在萎缩，或是继续改变形态吗？是不是有些部分在增长，有些部分在萎缩？正如克里斯·斯特林格总结的那样，很可能现代人脑在某些方面变聪明了，另一些方面则变笨了，但总体来说，现代人脑是更驯化了。脑可能已经达到了它的巅峰时期，也可能还在复杂性和专业性上不断发展，这两种看法分别有理论支持，看你喜欢哪种了。

▷ 我们是特殊的吗？

不管脑在衰退还是发展，我们都得接受现实，并且尽可能地充分利用它。现代成年人的脑平均质量约为 3 磅（1.36 公斤）。因为神经元的高代谢需求，脑虽然仅占总体重的 2% 左右，却需要消耗掉身体总能量的 20%。但我们的脑有什么特殊之处吗？一位朋友问："虽然我的猫脑子很小，但它看起来很聪明的样子。所以我长这么大的脑，具体能获得什么好处呢？"问得很好。我们消耗这么多能量来增大脑子，真的值得吗？

人类只是许多人科动物中的一种。现存与人类最亲近的亲属是黑猩猩，我们将近 99% 的遗传密码与它们一样。然而，正如前文所述，我们的脑尺寸大约是黑猩猩的 3.5 倍。虽然大猩猩和猩猩的身体与人类一样大，脑尺寸却只是我们的 1/3。

人和猿类亲戚有许多共同点。我们有着相似的身体部位排列（包括内部与外部），共享相同的骨骼结构，都拥有前向的、可闭合的眼睛（有助于获得良好的视力）。灵长类动物十分依赖视觉，与此相对的，跟其他哺乳动物相比，灵长类的嗅觉很差。我们都擅长使用手和脚，能够巧妙精细地操纵物体，后代数量通常较少。然而，尽管有这么多共同点，人类依然与其他灵长类大不相同。

要解释什么样的进化致使我们拥有独特的行为能力，仍然是一个科学难题，但我们可以发现脑容量大小和智力高低之间似乎存在某种正向的联系。毕竟在处理各种各样的问题时，一个大的脑似乎至关重要。一项针对动物园肉食哺乳动物的研究发现，物种的脑尺寸与问题解决能力呈正相关，也就是说，脑的体积越大，解决问题的能力就越强。然而，尺寸不太可能是人脑唯一的独特特征。例如，大象和鲸鱼的脑比我们大得多，但也还没有开发出复杂的心脏手术或建造出太空火箭。

19世纪时，学者们沉迷于研究名人的脑，观察是否能以拥有较大的脑来解释他们的成功。虽然著名的诗人拜伦勋爵（Lord Byron）和英国护国公奥利弗·克伦威尔（Oliver Cromwell）都拥有特别大的脑，但这些早期的研究者发现，不同的杰出科学家、学者的脑尺寸有很大差异，其中很大一部分人的脑在体积上与常人无异。也就是说，人类特殊的认知能力与普通的脑尺寸（与更大型的动物相比）并不匹配。

在某种程度上说，人脑尺寸是重要的，否则为什么几百万年以来它会进化得如此之大？然而，整体尺寸显然不能完全解释我们的能力。因此，如果最重要的不是脑的整体尺寸，会不会是结构呢？

▷ 脑的结构是最重要的吗？

阿加莎·克里斯蒂（Agatha Christie）笔下的名侦探赫尔库里·波洛（Hercule Poirot）总是将自己侦破案件上的成功归结于"小小的灰质细胞"，强调的大概是脑灰质在智力上的重要性，但他这种坚定不移的信念是正确的吗？是灰质将我们与其他物种区分开来吗？归根结底，你听说过几家侦探机构是狒猴开的？

脑由两种肉眼可区分的组织构成：灰质和白质。灰质由密集的神经元和突触构成，长期以来被认为是决定智力的关键部位。它主要分布于脑薄薄的表面（我们称之为脑皮层）。此外，灰质还包括其他细胞（我们称之为神经胶质细胞），后者能够提供物理支撑，也可以提供营养物质。另一方面，白质位于脑的深处，由轴突束（我们称之为神经纤维束）构成。轴突有"髓鞘"，即被包裹在作为绝缘体的脂肪中，这样才能够快速地在遥远的脑区之间、脑与脊髓之间传递电信号，从而将脑与身体其他部位的神经联系起来。由于脂肪含量高，它看起来是白色的。从本质上讲，灰质的功能是处理信息，而白质将信息传入或传出灰质，因此有时会被称为脑中高速公路。

近期，随着人们开始利用更好的工具研究活体脑中的白质，研究者们开始意识到白质健康对各种智力功能也都非常重要。脑的不同部位相互连接并有效传递信息，这至关重要，白质也正是在此扮演关键角色。人的灰质发展在青春期达到峰值，随后会逐渐降低，白质则在 20 多岁甚至 30 多岁仍能持续发展。为了对新学到的经验做出反应，白质的结构似乎也可以改变。

哺乳动物的脑容量越大，白质的相对比例也越大。人类的白质占脑总体积的 35%，是灵长类动物中最高的（有趣的是，在侏儒狨猴中，这一比例只有 9% 左右，这也许就是它们没能建立、运行侦探机构的原因）。理解了白质的重要性，也许就能解释为什么越大的哺乳动物越聪明。"但这不对！"我们甚至能听到你在大声抗议，"狗 / 猪 / 老鼠很聪明！虽然它们不是很大！而且这种理论又回到了'脑越大越好'的思路，可我们已经认定它不完全正确了。"确实是这样。简单衡量脑中白质的体积是远远不够的。

人类进化包括了脑尺寸的扩大和神经元数量的增加。但与其他灵长类相比，从共同祖先分化之后，我们的身体尺寸增长有限，而其他灵长类则有显著的增大。人类（及人属的早期祖先）的进化可能优先增大了脑尺寸，其他人科动物则优先增大了身体尺寸。巴西神经科学家苏珊娜·海尔卡拉诺 – 豪泽尔（Suzana Herculano Houzel）认为，同时拥有极大的脑和身体，在代谢上也许是不可能做到的。

脑尺寸和身体尺寸之间的关系并不像人们想象的那么简单。脑尺寸的增长比体型增长的速率慢，因此，从相对比例来看，小型动物的脑反而比较大。有时，人们用脑形成商

（encephalization quotient，EQ）来描述一个物种的脑体积相对其身体的比例（图 2 可能有助于理解这个概念）。期望值来自这个物种的平均值。数值越大，说明脑的期望体积越大，也意味着物种智力假设值也越高。通过这种方式人们发现，人类的数值似乎是一个异常点，人脑比根据哺乳动物平均值推算出来的数据大 7 倍，比根据灵长类动物平均值推算出来的数据大 3 倍。我们早期祖先的脑比现代人小得多，但其 EQ 很可能比今天的黑猩猩更高。（值得注意的是，与其他动物相比，黑猩猩的 EQ 也不算高。举个例子，各类海豚的 EQ 比黑猩猩高得多。黑猩猩和海豚的智力比较则是另一个议题。）

对一系列物种的 EQ 分析发现，在整个进化过程中，食草

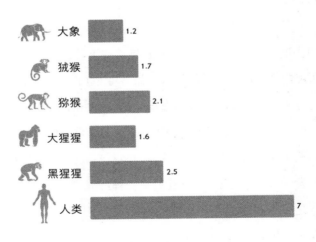

图 2　脑形成商
引自：苏珊娜·海尔卡拉诺－豪泽尔；
马里诺：大脑行为学，1998；51；230-238。

动物和食肉动物的脑尺寸都在不断增加，但在发展的每一个阶段，食肉动物都占据优势。捕食者的 EQ 往往高于猎物。有人认为，食肉动物需要更大的脑来运转，随着食草动物的脑体积增加，食肉动物必须进化出更大的脑来维持差距。此外，根据古生物学家和进化生物学家斯蒂芬·杰·古尔德（Stephen Jay Gould）的说法，灵长类动物的 EQ 从一开始就占据前列。但这是为什么呢？原因仍然有待探讨。

从理论上讲，只要拥有更大的脑，一个物种就能够发展出更多功能。而相对身体尺寸而言，脑的体积越大，这种"过剩"就越能允许个体实现更复杂的功能。当然，EQ 也不意味着一切，因为灵长类动物存在着一些特例，比如卷尾猴的 EQ 很高，认知能力却被低 EQ 物种（如大猩猩）超越了。跟其他许多方式一样，只考虑 EQ 的方法也有其缺陷。它没有考虑诸如神经元的密度与数量、皮层厚度或脑折叠程度等因素，而这些因素都可能与智力相关。有趣的是，如果将 EQ 作为衡量认知能力的唯一标准，阿尔伯特·爱因斯坦（Albert Einstein）就和海豚处在了同一水准，远低于人类的平均水平！爱因斯坦的颅骨容量显著低于人类的平均水平。然而，当科学家仔细观察他的大脑时，却发现他的皮层比平均值更薄，神经元密度更大。换句话说，就是将更多的神经元塞进了更小的空间里。因此，也许脑中神经元的数量与这一物种的智力有关。

人脑包含约 860 亿个神经元。人类的认知优势可能仅仅源自脑中的神经元总数，因为它在所有动物中是最多的。根据海尔卡拉诺－豪泽尔及其同事的说法，让脑比例的进化出现代谢限制的是神经元的绝对数量，而非脑的尺寸。也就是说，个体的神经元越多，就需要越多能量来维持脑的有效运转。南方古猿和傍人属的神经元数量与类人猿相差无几（约270亿至350亿个），人属的神经元数量则有了显著增长，在直立人的时代已经达到620亿。也有人认为，从直立人到智人的神经元数量显著增长，可能源自他们学会了用火烹饪食物。火的使用让他们可以获得更多热量，更快地供养脑的运作，节省神经元进行更高级活动的时间。

当我们认为神经元数量与脑尺寸相关时，人类就不再是那个例外了。与其他灵长类动物相比，我们的神经元数量是可预期的——我们与其他灵长类亲戚的神经元密度相似，但由于我们的脑体积更大，所以神经元也更多。这也许就是为何神经元总数量如此重要。是的，对于我们的体积来说，神经元数量是正常的，但是这一数字仍然是地球上所有动物中最庞大的。

从构成方式来看，脑可以说是一种非常强大的硬件。随着时间推移，皮质扩张得非常厉害，但最终会被颅骨限制住——因为颅骨并没有以同样的速度扩张。解决这一问题的方法是将皮层折叠起来，创造更大的表面积，使其得以继续在复杂性上不断扩张和发展。这就是为什么我们的脑有褶皱，看起来像是只黏糊糊的大胡桃，而不是榛子。研究发现，脑皮层的发展既有折叠，又有连通，这种方式使得脑的体积更小、运行速度更快，优于任何其他可能的结构方式。对比各种不同的哺乳动物，我们可以发现皮层折叠程度与体型大小成正比。换句话说，动物体型越大，皮层折叠复杂程度就越高。人类的大脑皮层在全脑中比重最大（75.5% 至 84%），但其他许多动物也低不了太多，如黑猩猩（73%）、马（74.5%）、短鳍鲸（73.4%）。因此，仅凭这一特质同样不足以解释人类的独特能力。

还有许多其他的研究途径，进一步解释了人脑进化在微观层面上的奥秘。和前面概述过的内容一样，这些因素组合在一起可能就是人类独特性的原因。然而，要确定将我们与其他物种区分开来的到底是什么，科学家们还有一段路要走。不管原因究竟是什么，不可否认的是，在整个动物王国中，人类具有独一无二的特殊能力（第 2 章将详细探讨这个问题），这最终源于脑的差异。

▷ 没有谁是完美的

相对巨大的脑袋瓜给我们带来了许多超越其他物种的独特品质，包括生而为人的内在骄矜。（其他物种会不会这样沾沾自喜？）但是生活并不都是美好的，万事万物总有坏的一面，庞大的脑也不例外。如此巨大的脑，也给我们带来了许多问题。

首先，非常重要的是，庞大的脑就需要一个庞大的颅骨来容纳它。而直立行走意味着人类的骨盆必须变窄（这样才能更有效地行走），因此生产时留给婴儿头颅的空间十分有限。大部分人只是敏锐地意识到了颅骨大小与体型相关，却没有留意到，当我们分娩时，不得不将它从一个更小的孔中推出来……（事实上，人类分娩比其他物种更困难，也更危险。其他灵长类的母亲能够触碰并引导孩子脱离产道，还能帮忙清理婴儿口鼻处的黏液。由于人类分娩的特殊性，人类母亲无法提供类似的帮助。）

　　为了让人类在完全成熟后拥有这么大的脑，婴儿必须提早出生。相比其他哺乳动物，人类婴儿大约提前出生 6 个月，此时的脑尺寸仅为成年后的 25% 左右。刚出生的黑猩猩宝宝的脑大约是成年个体的 50%，其他灵长类则接近 75%。人类婴儿呱呱坠地之时，头上都是未闭合的骨板，以便通过产道时能够相互挤压，也有助于随后几年内脑的迅速扩张，直到骨骼最终长合。这是一种非常巧妙的方式，使得脑的大部分发育过程得以在脱离子宫后完成。这种方式对成长的限制较少，更能够适应外部环境刺激，从而拥有其他动物都不具备的认知发展机会。然而，这也确实意味着我们的孩子特别脆弱、容易受到攻击。想想其他刚出生的哺乳动物，比如小狗和羊羔，出生后几分钟就能站起来跌跌撞撞地行走。相比之下，我们的宝宝若干个月内都不能行走，当然也在好多年内都无法觅食或照料自己。人类婴儿出生得很早，对父母的依赖程度远远高于其他动物。在物种存续期间，为了照料孩子，成年人消耗了许多热量，占用了觅食、建造住所、繁殖更多后代等活动的时间。这种方式效率低下，在繁殖和养育更多健康后代以传承基因这一方面，其他许多动物都胜过了我们。

人脑的另一个缺陷在于它对能量消耗极大。我们需要用全部卡路里的 1/5 来维持大脑运转，这一比例远远高于其他许多动物。人们认为，数量繁多的神经元消耗了过多能量，这使得人类在寻找食物上花的时间更多，尽管学会烹饪似乎能让人类比其他物种更快地获取营养，腾出时间去做其他事情。有研究发现，进化扩展了我们的脑，从而将更多能量分配给了头部，却在别处付出了代价。一部分研究者认为随着时间推移，人类供给骨骼肌的能量逐渐减少，导致体力随之不断下降。他们推测人脑和骨骼肌是协同进化的关系，人体会在二者之间不断平衡能量需求和供给的变化。

与其他物种相比，人类寿命很长，而且还在不断增长。现在，大多数人都可以很容易地获得能量丰富的食物和干净的水饮，同时，医学上的进步也可以预防、治疗许多曾经致命的疾病。寿命延长的结果是我们的脑会受到衰老的负面影响，而其他物种的寿命不足以等到这种问题出现。痴呆症是一种综合性的疾病，影响着全世界数以百万计的人，它会造成记忆力、思维能力、行为和日常活动能力的下降。虽然人们不认为这是衰老的正常过程，但引起痴呆症的最大风险因素就是衰老。在人类同伴的帮助下，许多家养宠物获得了充足的食物、稳定的住所和医疗服务，寿命越来越长，似乎也出现了痴呆症。然而，野外的情形却大不相同。野生动物寿命不如家养同类长 —— 即便活得够长，一旦得了痴呆症，也就活不下去了。在野外，寿命长不一定是优势，因为从本质上来讲，这是个适者生存的世界，也就是说，这是个年轻人的游戏。

▷ 我们知道很多，但还远远不够

人类具备非同寻常的能力，但至今我们还不清楚这究竟从何而来。我们还不知道脑尺寸或脑的复杂性对此是否重要（也很可能是二者结合后的结果）。我们花了几百万年将脑进化成现在的样子，这种努力值得吗？我们已经知道人脑在不断萎缩，但还不太清楚这意味着脑力在退化，还是在变得更高效 —— 弄明白这一点，可能有助于了解我们究竟需要多少脑子。人脑很大的时候，似乎一切很好；但人脑缩小之后，我们看起来也还不错，只是生活和相应技能有所变化。但是，我们已经最大限度地利用了所拥有的东西吗？还是仍未能发掘出自己不知道的潜力呢？现在，关于我们的脑怎么变成了现在的模样，大家已经有所了解，接下来，我们将继续思考现代人脑的发展目标是什么，以及脑的每一部分是否真的都很重要。

第 ❷ 章

生而为人：为什么我们需要脑，脑中真正重要的是什么

现在，我们已经知道人类的脑经历了相当惊人的进化之旅，使得我们与其他生物有了明显的区别。是时候来审视和反思人脑的主要功能，以及我们真正需要的部分了。

众所周知，人脑负责一系列至关重要的功能，其中一部分功能可以具体归属于某个特定的区或核。然而，并不是脑的每一个部分都有特定功能（至少不是每个部分都有已知的特定功能）。这是冗余的建构，还是进化的残留？我们拥有的大脑真的比需要或已使用的部分多吗？人脑的一

些部位是否像阑尾一样，看起来毫无用处、麻烦且占用宝贵空间？或者，我们真的需要脑的每一部分，只是还没认识到它们对我们生命的重要性？由于人类并不只是一张基本的物理功能列表，我们可以看看脑中最重要的部分，也就是基本生存所需的功能——这似乎是人之所以为人的核心部分。

▷ 脑到底有什么了不起？

一言以蔽之，脑决定了我们做的每件事情，也决定了我们是什么样的人。简单起见，我们将它分成许多功能组，分别进行考虑。首先，一部分功能让我们活下来，比如对呼吸的控制，运动中的平衡与协调等。一部分功能决定了我们对刺激的感知与反应，比如情绪、饥饿感和体温控制等。然后，也有一部分功能负责让我们成为自己，比如学习与交流的方式、思想、判断、社交与创造技能等。

这么多的功能究竟发生在脑的哪个部位？本书并不打算像一本枯燥的教材一样，详细列出脑的每一个部位对应的功能。然而，对各个部位的主要功能留下笼统的印象是很有用的。因此，请容忍我们快速浏览一遍脑的主体结构和主要功能（回顾图 1 可能有助于找到方向）。我们保证，这不需要太长时间！

脑的一个部位在本书中提得不算太多，但却对我们的生存至关重要，那就是脑干（在脑的底部，与脊髓连接的一小块部位）。它负责包括呼吸、心跳和血压在内的许多维系生命的功能，还涉及调节视觉、听觉、睡眠、饮食、面部表情和运动等功能。

适当移动、保持平衡、摆出姿势和动作协调的能力同样非常重要，这是小脑（位于脑的后部）的功能。它在脑中的重要性越来越受到关注和理解——我们将在第 6 章中进一步探讨。

你和你的身体对事物的感觉，在很大程度上依赖于边缘系统（包括位于脑的中部、大脑下方的一系列结构）。它含有帮助情感传递的腺体，许多激素反应便在此产生。边缘系统包括杏仁核、海马、下丘脑和丘脑。杏仁核负责身体对情感、记忆、恐惧以及认知的反应。海马负责将暂时记忆转变为长时记忆并储存在脑中，它在基于知识和经验的长时记忆存储中起着重要作用，对程序性记忆（例如如何行走）则作用不大。海马还有助于人们分析和记忆空间关系、进行精细运动。下丘脑控制情绪、口渴、饥饿感和体温，还含有负责控制全身激素反应的腺体。丘脑有助于控制注意广度，掌控感觉（例如疼痛）。

大脑是脑中最大的部分（它是一个巨大的海绵状组织，看起来跟我们所知并喜爱的那些大脑图片一样）。它不仅占据了脑的大部分空间，还负责种类繁多的功能，其中很大一部分可被视为人之所以为人的核心部分。当然，大脑负责许多功能，包括视、听、嗅、味、触五种感觉，理解和建构言语及语言，生理和性的成熟，还包括运动、力比多及激素等。除此之外，所有高水平的功能都由大脑控制，包括问题解决、抽象思维、创造力、反射、判断、自主性、抑制、行为以及一部分情感。正是在这里，我们感到恐惧，欣赏音乐，获得认同感……这是我们人格的源头。

大脑是我们自身的重要部分，也占据了本书的大量篇幅，在此理应做出一些细节上的补充。在大脑中，某些部分是高度专业化的，对它们的首要任务负有唯一的责任，而其他部分则是通才，与其他区域协同合作，服务于各种功能。高度专业化的脑区包括梭状回（fusiform gyrus），它位于大脑下侧的皱褶，负责识别面部。如果梭状回受到损伤，就会出现一种叫作"面容失认症"（prosopagnosia）的疾病，也可以称之为"脸盲症"，会导致视力完好的患者难以认出熟人。还有一个高度专业化的脑区是躯体感觉皮质（somatosensory cortex），负责感觉。我们得以了解这一区域的功能，必须感谢先驱神经外科医生怀尔德·彭菲尔德（Wilder Penfield）。20 世纪 30 至 50 年代，他在蒙特利尔从事医疗工作。在对难治性癫痫患者进行手术时，他不仅帮助了病人，也获得了定位不同部位脑区功能的机会。他在局部麻醉下进行手术，所以病人处在清醒状态，可以与之交谈。他会用电流刺激患者的大脑表面，要求对方描述自己的心理体验。因此，手术室——或者更确切地说，手术病人的脑——成了一个机会主义的研究实验室。彭菲尔德的一个重要发现是，通过刺激躯体感觉皮质，确实可以让患者产生特定身体部位的感觉。他还发现，大脑表面处理感觉的区域与相应身体部位的面积不成正比，而是与该部位的神经密度成正比。因此，舌头、手指这样神经密集的区域，拥有非常精密的感觉，占用的脑表面面积就十分庞大。这通常可以用一种名为"感觉侏儒"（homunculus）的图像来表现，这种图将脑区映射为一个扭曲的人形，手和嘴特别大，腿和脚却又格外小。你或许曾见过此图（见图3）。并非所有的大脑区域都拥有这么专业化的作用，很多部位负责的功能较为灵活，可以组合起来工作。

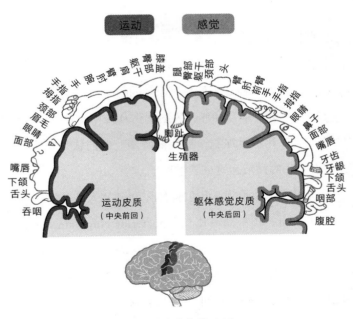

图 3　感觉侏儒示例

当然,上面强调的脑区域所拥有的实际功能远比我们列出来的多,还有许多区域并未提到。脑远不止是结构与功能的简单集合,而是信号与活动的繁忙网络,是一个生产复杂实体的整体——也就是正常运行状态的人类。

如你所见,脑非常繁忙,负责着许多重要事务。然而,可能有些部位只是凑凑热闹,没有重要职责。那么,为什么它们也在脑中占有一席之地呢?

▷ 忙忙碌碌,一事无成?

长期以来,人类一直在思考脑的作用。远在公元前 17 世纪,古埃及文献《埃德温·史密斯外科纸草书》(*Edwin Smith Surgical Papyrus*)被认为是最早提及脑的文献。令人着迷的是,这一文献首次解释了几种形式的脑损伤及其相关并发症。然而,古埃及人似乎并不重视脑。据我们所知,他们认为脑的主要作用是将湿乎乎的黏液运进鼻子里!

尽管研究了几千年,我们仍然无法确知大脑的每一部分具体是做什么的。扣带回后皮质(posterior cingulate cortex)正好位于脑的中间部位,一部分研究者认为它在认知中起到了重要作用,但没有人知道具体是什么作用。它可能对自传记忆或未来规划有重要影响,也可能有助于调节注意焦点。这是一个高度互联、代谢活跃的脑区——这能说明它在进行十分重要的

工作 —— 但我们仍未真正了解真相。

脑的另一个部位屏状核（claustrum），功能十分神秘。它就像一枚小小的薄片，体积仅占大脑皮层的 0.25%。它似乎可以促进信息的广泛传播，使认知、感觉和运动信息同步。然而，没有充分证据来支持这一观点。

耳蜗背侧核（dorsal cochlear nucleus）位于脑干表层，顾名思义，它似乎与听觉通道有关。然而，尽管它似乎与耳鸣有一定关系，实际作用却仍不清楚。

以上只是对几个功能尚不明确的脑结构进行列举，同样值得指出的是，其他许多已知功能的部位也仍需进一步研究。我们需要探索脑中基本的生物学和生理学机制，了解不同部位之间如何相互联系，它们如何导致疾病或转变，如何补偿其他部位的损伤，以及一旦出现问题，脑能修复到什么程度。

当然，脑中的某些部位可能是进化的遗留物，现在已经不再需要了。人体有许多这样的例子，比如体毛和智齿，都是现代生活不需要的事物，难道脑就是例外吗？我们一直认为阑尾是原始时代的遗留物，不过可笑的是，事实证明，阑尾可能至少还有一项作用。

很长时间以来，人们认为阑尾最初参与了植物中纤维素的消化，而我们的祖先曾食用大量植物。现在，我们的食谱跟祖先比有所变化，根据常见的假设，如果不迫切需要这一器官，进化会让阑尾萎缩。它只是……说实话，只是存在于那儿。然而，最近，研究人员开始相信，阑尾的实际作用比从前理论提出的更重要。有证据表明，它有助于保护我们的体内环境，清除消化系统中的废物，调节病原体，储存有益细菌，并可能帮助抵御早期疾病。同理，目前还没确认功能的脑组成部分，不一定真的没有作用，也许还需要我们去进一步探索和理解。

▷ 我是人类，听我怒吼！

但是我们了解的脑区怎么样呢？哪一个部位是我们生而为人的关键所在？除了那些维持生命的基本功能之外，脑还有一些功能将我们与其他动物、其他人区分开来，使得每一个人都是世间独特的存在。

在所有动物中，脑的构成部分几乎是一样的，只是数量和组合方式有很大差异。例如，有些动物的嗅球特别大，这与它们发达的嗅觉有关。而包括人类在内的另一些动物，关于视觉的脑区则很大。人脑发展的方式决定了我们可以做很多其他动物无法完成的事情。反过来说，由于人脑的进化，也有许多事情其他动物可以做到，我们却无能为力。我们与动物王国的其他成员之间存在着明显的身体差异，如相反的拇指方向、两足行走、没有翅膀也没有鳃。这些身体差异指向了不同的能力，这就是本书想要探索的心理过程差异。

人类已经发展出了高度复杂的沟通能力。我们有复杂的声带和强健的舌头，结构上的差异给了我们非凡的语言能力。此外，FOXP2 基因的突变似乎在人类语言发展中起到了关键性作用。人们已经发现，在胚胎发育过程中，该基因对脑的发展起着重要的信号作用。人们认为，这一基因让我们拥有对嘴的特殊控制能力，因此可以在幼年时学会说话。

我们不仅拥有发达的口头语言，还发展出了书面语言与手语。另外，我们可以交流各自的想法，理解对方的意图，协同工作达到共同目标。虽然有些昆虫（如蜜蜂和蚂蚁）也能为了同一个目标共同工作，但对大部分动物来说，独立个体之间的协作是非常罕见的。当然，人类并非总需要用语言来实现合作。例如，一个人想要拿到某个物件，可以用手指出来，另一个人理解了这一意图，就能将它递给前者。通过这个简单的手势，两个人分享了对目标的理解，知晓了应该如何去实现它。在无法立即获得利益的情况下，人类以外的物种难以相互合作，因为他们缺乏预测未来事件或收益的认知能力，也没有能促进协作的语言能力。

人类拥有智慧，可以相互合作，因此，我们能够创造复杂的社会和技术，扩展能力边界。我们可以在 24 小时内穿越整个世界，也可以在精密的成像技术的帮助下完成复杂的医疗手术。可以论证的是，虽然其他物种也经常表现出非凡的能力，但它们并未进化到与人类相提并论的程度。

通过构想和深思的能力，加上推理能力及技术，我们得以回溯过去、预测未来。我们探索海洋深处，眺望太空远方。我们反思自己在世界的位置，而不仅仅是用尽力气谋求生存。另外，很多人相信神的存在，或至少是信仰某种形式的灵性，这也需要基本形式之外的脑功能。虽然我们不能肯定地说，其他物种一定不会花费时间反思自己的处境，思考此时此地以外的世界，但至少目前还没有证据表明它们能够做到，虽然巨型陆龟看起来总像是在沉思……

虽然人们一直认为同理心是人类独有的特征，后来却发现其他许多动物表现出了共情的例子。然而，斯坦福大学的神经学家罗伯特·萨波尔斯基（Robert Sapolsky）认为，人类的独特之处在于能为不真实的事物共情。就像能够思考自己在世界的位置一样，我们也可以用抽象思维对待不真实的事物，甚至可以产生与之相关的情感。比如说，我们在观看荧屏上的动画片时，可能会为卡通人物的艰辛历程感慨流泪。通过隐喻和类比，我们可以对抽象的心理对象产生生理反应，比如在遇到一些违背道德的事情时，可能会感到生理上的恶心想吐。

通过使用创造力，我们还可以将抽象事物表达出来，并且进行交流。我们创造和欣赏艺术、音乐及讲故事的能力在动物王国里似乎是无与伦比的，并且已经成为数千年来人类行为的一部分。许多研究表明，当我们接触艺术品时，脑会出现显著的生理变化。例如，一些研究发现，对儿童进行音乐训练，可引起他们空间视觉、言语与数学能力的长期增强。研究表明，人类非凡的创造力可能反映出了人脑中神经组织的独特性。由于艺术只在人类社会自发产生，且普遍存在于不同种族之中，对艺术创作的思考有助于我们理解一般创造力的神经基础。

尽管有这么多关于人类荣光的说法，不莱梅大学脑研究所的研究人员格哈德·罗特（Gerhard Roth）和厄休拉·迪克（Ursula Dicke）却认为，人类智力的所有方面（除了复杂精妙的语言），都至少以原始基本的形态存在于人类以外的灵长类动物或其他动物身上。这不是一种激进的新观点。达尔文认为，我们的智力行为是由非人时期的祖先的原始本能发展而来的，人类与动物的智力差异是程度上的问题，而不是种类上的区别。他在《人类的由来》（*The Descent of Man and Selection in Relation to Sex*）一书中写道："这一章的目的是指出，人类和高级哺乳动物在智能方面没有根本上的区别。"

当然，有很多事情动物可以做，人类却不行。我们既不能飞行，也不能在水下生活，牙医业会欣欣向荣是因为我们的恒牙不能替换（鲨鱼和爬行动物可以）。虽然我们的智力能够设计出越来越高效的假肢，却无法像蝾螈那样，自然而然地将缺失的肢体再生出来。极端气候会大批大批地杀死我们，但有许多动物能够适应良好，比如北极狐、海象、秃鹫、蝎子就可以在寒冷的北极苔原或是酷热的沙漠地带正常生活。我们的视觉、听觉和嗅觉都不及许多动物。人类的视觉局限在红－紫光谱以内，而一些动物（如蜜蜂和某些种类的鹿）的视觉可以超越这一光谱，看到紫外线区域。人类没有使用回声定位的能力，也不像海豚或蝙蝠那样自带声呐，甚至鸽子都能听到频率比我们听觉阈限低得多的声音。许多肉食动物关于嗅觉的脑区比人类大得多。人类经常嚷嚷着宣传公共卫生信息，要求大家每天至少吃 5 份水果和蔬菜，部分原因是因为我们的身体不能制造维生素 C。其他动物如猫和狗，都可以自己产生维生素 C，这就是为什么它们不太可能找你要一瓣橘子吃。我们跑得不如其他动物快，游得不如其他动物好，也无法像鸟和海龟那样，通过感应地球磁场来找到迁徙之路。脑控制所有这些能力，用合适的方式将其组合起来，确保提供足够的支持，让动物在生命中最需要的特征得以显现出来。

▷ 相同而又不同

我们可能与其他物种有着极大的差异，但这并不意味着人类全都是一样的。尽管我们的大部分生物学特性和 DNA 序列都一样，但人类这一物种内部仍然有很大的差异性。

以本书的两位作者为例，我们一个喜欢吃蘑菇，另一个讨厌；一个喜欢骑自行车，另一个不喜欢。两位作者都是女性，年龄相仿，生长在类似文化下的相似地域，都拥有人类的脑。为什么我们这么不同？只要想想同卵双胞胎，就可以明白了——具有相同遗传基因的两个个体也会在性格和行为上出现差异。研究表明，我们成长和生活的环境、经历的过程，可以塑造我们的人格和行为方式。下文将继续阐述这一问题。

许多研究者对于脑如何建构人的个性很感兴趣。也有一部分人在研究脑应对日常挑战时，产生的情绪反应的差异。众人皆知，面对同样的环境，不同的人反应大不相同：有人冷静坚忍，有人大胆行动，有人静静啜泣，也有人四处奔跑疯狂尖叫。有证据表明，参与情绪反应的脑回路适应性很强，可以随着经验而改变，继而影响我们的气质。此外，由于脑可以改变人们对事件的反应，我们可以利用脑的变化能力，通过心理干预来促进积极的行为改变，最终增加幸福感和心理弹性。

形成个性的生理过程有许多种，从特定的机制、网络、分子作用过程到遗传因素，而这些遗传因素可以调节控制我们行为的网络。

我们经常听说，遗传能决定"我是谁"。然而，"表观遗传学"（Epigenetics）也具有极大的影响力。接下来简单地解释一下，什么是表观遗传学。蛋白质构成我们的身体，在许多保持人类存活的进程中起到关键作用。基因（genes）是提供特定蛋白质编码的 DNA 片段，我们所指的"遗传学"（genetics）就与此有关。换句话说，当我们提到一个人的遗传基因时，实际上谈的是他继承的代码序列，而这些代码能够指示他发展的方向，例如可能会拥有棕色的头发、骨节突出的膝盖或色盲。表观遗传学探讨基因如何被细胞表达，携带的信息是否，以及如何表现出来。表观遗传学还探讨 DNA 的外部变化，这些变化决定了基因"是""否"表现（如同开关一样），以及表现出来的强度。这些变化不会改变基因代码本身，而是在代码顶端充当生物标志物，有点像你在写字时遇到重要段落，会将字体变为斜体，或者在字下面画线。

表观遗传学涉及许多常见的身体进程。我们所有的细胞都拥有相同的 DNA，因此，在理论上，同样的基因可以编码出相同的进程。然而，我们的心脏细胞与脑或内脏的细胞做的事情不同，所以表观遗传学会确保相关基因酌情启动或关闭，以便细胞继续做它们应做的事情。不同于我们的基因代码，表观遗传学可能改变，亦会受到环境、化学污染、饮食和压力的影响。表观遗传标志物会参与正常人体机能，同样，也与疾病相关。例如，它们可以关闭某个通常能够抗癌的基因。表观遗传变化与一系列健康状况有关，包括肥胖、心脏病、各种癌症和自闭症，等等。

那么，再回顾一下同卵双胞胎的问题，现在我们可以看到这样一种形式，两个人共享同样的基因序列，与世界互动的方式却有所差别。一项针对 80 对同卵双胞胎的研究发现，当他们很小时，表观遗传几乎没什么区别，但是随着年龄增长，差异就变得越来越明显了。双胞胎的年龄越大、生活方式越不同、分开时间越长，差异也就越大。环境因素在塑造各自的个性上起到重要作用。

如果连同卵双胞胎都能有如此显著的差异，理解其他人间的天差地别就不难了。除了遗传之外，生活经验也能塑造我们的人格核心。此外，正如前一章所述，人脑的发育与其他物种不同，大多数发展都发生在出生之后，这使环境得以对其产生重要影响，这也许能解释人类个性之间的巨大差异（现已证明其他物种的不同个体间并不存在这种差异）。在本书的第 2 部分，我们将进一步深入研究人类脑中的正常变化，并梳理出人类个体之间的有趣差异，以及它们可能代表的意义。

▷ 每个人都是难解之谜

当然，我们不只是各部分的简单加和。虽然研究有助于确定脑的哪些部位与特定功能相关，但仍有许多问题让人类成为难解之谜。例如，爱和创造力等特征当然源于脑，但我们还不太清楚，脑如何产生这些能力，以及为什么会产生这些能力。从逻辑上讲，脑能够发展或推动人类生存能力的提升，是可以理解的，比如说，可以发展出更优越的抗病能力、问题解决能力或者更高效的能量使用方式。但为什么脑还要加强我们的音乐演奏、艺术鉴赏或对陌生人的共情呢？答案并非显而易见。诸如此类的能力占据了脑中空间和能量资源，并削弱了生存相关功能，那么，它们究竟有什么意义呢？可能有许多理论能提供答案，但这需要一整本书的篇幅来深入探讨，所以，我们无法在此处赘述。我们在这里要说的是，脑中发生的事情太多，其中相当一部分是我们不知道的。如果我们还不知道脑的全部，也不知道这么多伟大的事件如何因它而起，那么，要知道我们究竟需要多少脑子显然并非易事。

本书接下来的 3 大部分将向你展示科学的证据、非凡的案例研究以及普遍的灵感，用以揭示脑中可能发生了些什么；脑的所有部分是否都为人类生活做出了有价值的贡献；以及脑的未来走向。当然，关于人类是否真的需要脑的每一部分，我们也会不断提出质疑。

人各不相同

——人脑中的正常变异有什么影响

第❸章
人类：尺寸真的重要吗

　　平均而言，男性的手臂与脚的尺码都比女性大，同样，男性的平均脑体积与质量也比女性大 10%。这一点很有意思，因为平均来讲，脑的尺寸越大，就意味着脑越强健 —— 换句话说，脑的尺寸越大，认知功能越强，罹患阿尔茨海默病一类疾病的风险也越低。在第 1 章中，我们讨论过进化过程中人类脑部尺寸变化的多种途径，以及人脑变大对人类优良特质的影响。所以……难道我们可以这样说……既然男性头脑大于女性，男性就比女性优秀？

　　在读者生气之前，必须赶紧表明态度 —— 我们可不是这么想的！然而，必须承认的是，男女之间存在着许多牢不可破而又不易察觉的差异 —— 不仅仅表现在脑的平均尺寸上。事实上，认知功能、人格与行为的许多方面以及大多数脑部疾病都存在性别差异。在这一章中，我们会——讲述这些问题。

探索脑结构与功能上的性别差异很有意思，能够促使我们进一步了解基因、激素、脑结构与社会影响如何在男性与女性的脑中扮演不同角色 —— 终其一生，它们都在不断地影响着我们。

如果你看过某种特定类型的犯罪剧集，就会知道当人们发现一具尸体时，哪怕那只是一具骷髅，人们通常也可以分辨出性别。这是因为不同性别的人体存在尺寸上的差异，男性的平均身高、体重、颅骨都大于女性；除此之外，还存在许多形状上的差异，男性骨盆形状与女性大不相同。这种骨骼上的性别差异源自进化的需求，通常与男女双方在繁殖、养育后代的过程中承担的不同角色有关。从身体往上看，人类的脑部也同样存在进化而来的显著性别差异吗？回到本书探讨的问题 —— 你需要使用多少脑子 —— 答案是，这一定程度上取决于你的性别。

▷ 来亲密接触吧

想象一下，现在你是一位警方的病理学家，收到了一颗非常古怪的人类头颅 —— 它被保存得很好，但是与身体分离了。

探长要求你分析出它的主人是男性还是女性，你应该怎么办呢？我想，你应该不会根据它的尺寸大小来判断性别吧。近期的一项研究对 15000 人进行了数据分析，结果发现男性的脑体积平均比女性大 11%。然而，这个结果展现的是平均后的差异，实际上，即使性别相同，人脑的体积也可能差别很大；即使性别不同，人脑的体积也可能趋向一致（世界上存在很多脑偏小的男性和脑偏大的女性）。由于这个人脑没有装在颅骨里，你也无法通过形状上的可见差异得出结论。虽然研究早已告诉我们，就脑上半部分的皱褶部位（也就是我们常说的大脑）而言，男性的尺寸比女性大 10%；至于大脑的后下方，颅后窝内的部位（也就是小脑），男性的尺寸则比女性大 9%；另外，男性的脑脊液（包围脑并流经脊髓的液体）比女性多 12%。但这些整体形状上的差异是可变而微妙的，不足以作为判断这颗头颅隶属于男性还是女性的证据。

于是你只好拿起手术刀，切开它，准备观察组织切片。用显微镜能找出脑组织的性别差异吗？观察脑组织型时，我们期望发现女性的脑灰质比重高于白质（男性的灰质比重比女性高 9%，白质则高 13%，所以女性的脑灰质比重相对较高）。但问题仍然存在：每个个体的脑各不相同，不同性别之间的平均差异只是变量中的一小部分。如果你只衡量人脑的整体大小，会遇到这样的问题：男性大脑中的某些结构或区域比女性大，而另一些结构或区域则相反。因此，分别对比大脑不同结构的尺寸差异，可能有助于提高性别判断的精确度。对比左右半脑中特定结构或区域的尺寸（也就是脑的偏侧化程度），可以发现大脑某些部位的偏侧化程度存在性别差异，从而能找到更多区分大脑性别的线索。然而，即使用非常精良的显微镜，也很难在一个与躯体分离的、独立保存的大脑里找出很多判断性别的依据。

如果你研究的是一个活生生的人脑，情况会大不一样。通过一系列先进技术，可以在细胞层面上探索人脑运作的性别差异，几乎能涵盖每一个方面。就拿海马做例子吧。这一海马形状的人脑结构处于颞叶深处，分为两个部分，分别位于左右脑半球。海马对于建构长时记忆非常重要，特别是空间导航需要的那部分记忆。如果我们进一步将镜头拉近到能看清单个神经元的地步，就可以观察到树突上的性别差异。所谓树突，是一种在神经元细胞体之间传送电脉冲的树枝状突起结构。观察运作中的海马细胞，可以发现功能特性上的性别差异：女性的海马细胞对一部分神经递质比男性敏感，对另一部分则不然。另外，海马细胞对外部刺激的反应也存在性别方面的细微差异：包括一个细胞发射信号前需要储存多少能量，在长期压力环境下个体细胞受损的概率大小，等等。

这些细胞层面上的差别作为基本构件，最终导致了行为上的性别差异。从研究细胞转向整个生物体（也就是指人类），我们发现行为上的性别差异不全是源自先天因素，也有后天习得

的部分。将先天与后天因素拆分开来非常困难，但我们喜欢这
种挑战！接下来，一起试试看吧！

▷ 数学和其他令人头痛的事物

　　女性看不懂地图，也不会停车。男性不善于倾听，也拙于
谈论自己的感受。关于男性和女性的不同能力，有关脑的性别
差异，这些陈词滥调能说出什么有用的东西吗？在几乎所有关
于人类的研究中，被试的性别都会被记录下来，所以有大量数
据集可以为性别差异是否存在提供证据。

　　尽管如此，对性别差异及其原因的冷静讨论并不像你想的
那么普遍。一方面，能够成为头条、引起注意的研究，往往是
发现了戏剧化性别差异的，而不是那些在方法论上更强大、却
没有发现性别差异的研究。另一方面，从政治上来讲，关于性
别差异原因的讨论是个烫手山芋。2005 年，著名的经济学家、
哈佛大学校长劳伦斯·萨默斯（Larry Summers）公开评论，在
科学和工程界的最高水平人物中，女性十分稀少，部分原因是
"在高端才能上有资质差距"。萨默斯教授很快就被迫辞职了。
不过，他提出了一个有趣且完全可检验的假设 —— 男性和女性
之间的能力是否存在根本性的差异？

　　萨默斯指出的可能是这样的一个事实，在过去的很长一段
时间里，在数学及类似科目的考试中，男生的表现比女生好。

事实上，在某些国家（尤其是整体社会性别平等率仍然较低的国家），这一现象仍然存在。然而，在美国，最新、最大型的研究发现，男女生的数学平均成绩不再有显著差异。不过，虽然平均分相同，但在数据分布上仍然存在性别差异：成绩最优和最差的人中男性居多，而处于中间位置的则多为女性，最后导致不同性别的平均成绩几乎一致。这种"男性更大变异假设"（male variability）理论已经存在了一个多世纪，最初是在 1894 年由亨利·哈维洛克·艾利斯（Henry Havelock Ellis）提出的，他指出男性的天才比女性多，与此同时，男性中学习障碍者也比女性多。

在过去的几十年中，许多研究都探讨了男生的数学成绩是否比女生变异性更大，还有几组研究者尝试了各自独立合成数据。总而言之，他们得出的结论是，男生的数学成绩变异性比女生稍大，但这种差距不足以解释在数学相关领域中，课程和职业选择上的巨大性别差异。

即使男性更大变异假设确凿为真，萨默斯的评论仍然可能让人感到被冒犯，因为这种评价暗示着在数学的最高水平上，男女之间存在着固有的差距。他使用了"资质"而非"成就"一词，似乎在暗示这种差异是由生物学决定，而非社会。正如大多数"先天 – 后天"辩论一样，二者的相对贡献很难精确地衡量。由于我们无法让新生婴儿做数学测验，所以所有数学技能测验最终都无法只测量个体获取技能的资质，还会包括后天学习的内容、程度，以及学习动机的高低。

　　显而易见，在过去的 50 年里，美国的女生已经取得了显著的进步，现在基本上赶上了男性同龄人。类似基因或激素这样的生物决定因素，在这么短的时间内发生剧烈变化是不太可能的。因此，最有可能的结论是，过去存在的性别差异很大程度上是受社会影响和态度驱使的，这些因素是可以改变的，并且确实在这一时期内发生了迅速改变。

　　也许，女性一度很少受到鼓励去参加更高级的数学课程；也许大部分男性化的科学和工程单位在招募和推广实践中，更偏向于录取年轻男性；也许数学能力强的年轻女性选择（或被迫转向）了更有利于抚养孩子的职业道路。对于与成就相关的性别差距来说，这都是可信度更高的原因 —— 顺便一提，这也会是你希望大学校长认真对待的观点。

　　萨默斯理应知道，要理解"资质"上是否存在性别差异，更好的方式是去研究那些社会影响（如学校教育）最小的测试结果。换言之，应该研究基本认知能力，而不是直接比较男女生的考试成绩。我们应该在文化和社会还没来得及施加影响之前，尽可能早地对个体进行研究。

　　要检测资质上真正的先天性别差异，就必须探索那些跨文化、普适的现象，甚至是选用幼儿做研究，以及（或者）选择那些没有教育经验的人。可能只有一种认知能力符合这些要求，有趣的是，不论劳伦斯·萨默斯知不知道，它确实会对一些工程相关技能产生影响。

▷ 那么，女人真的能看懂地图吗?

男性似乎存在一种认知上的可靠优势，即心理旋转的空间技能。标准的测试方法是给被试展示一系列三维物体的图片，给定一张原图，再要求被试从几张图中选出唯一一张跟原图内容一样但视角不同的匹配图片。干扰选项看起来也都差不多，例如，有可能是原图中物体的镜像。（图4提供了一些心理旋转任务的例子）

大量的研究发现，男性在这项测试中确实胜过了女性。为了确切地了解差异大小，我们需要用一些方法来对研究中不同性别的分数进行标准化。要做到这一点有一定的技术难度，所以我们不再赘述，直接跳过那些步骤。简单来讲，从科学家的标准来看，男女之间确实存在"中度到大"的差异。

如果你真的想知道，我们也可以简述一下。表达性别差异的其中一种可行方式是，先算出每个研究中全部人群的分数变异程度，再计算两性分数与方差的关系差异。关于心理旋转的一项研究是在一个工作场所进行的，被试主要是二十多岁的软件开发人员。另一项研究则在大街上进行，请经过的每第三个人停下来，参与调查。你也许会预设第一个研究的分数比第二个研究更集中，因为他们是一个更同质的群体，而街道上的研究对象则囊括了更广泛的年龄和能力范围。但没关系，只要分别对性别差异与样本总数据的离散程度进行对比，这两种研究方法都可以用来解读性别差异。我们对源自不同研究的数据进行标准化，形成"效应量"（effect size），就可以用来表达性别差异了。

在关于心理旋转性别差异的许多不同研究中，分数平均

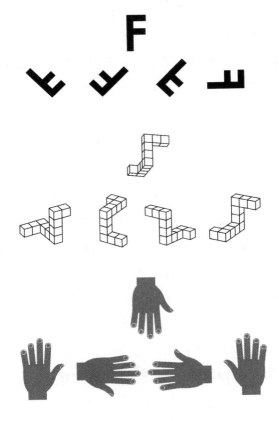

图 4　心理旋转任务

差的效应量大约为 0.6 至 0.7。这意味着什么？在科学术语中，0.5 被定义为效应量"中"，0.8 则被定义为"大"。最早研究这一问题的是美国统计学家和心理学家雅各伯·科恩（Jacob Cohen），他认为，效应量达到 0.5 就足以让肉眼看见差异，例如 14 岁和 18 岁女孩的身高差。效应量达到 0.8，差异会更显著，如 13 岁和 18 岁女孩的身高差。若有读者希望我们用数字说话，我们可以这样解释：效应量为 0.65 意味着随机选择一个男人进行心理旋转任务，有 68% 的概率比随机选择的女性做得更好，但男女之间得分会有 75% 的重叠。

这在表现层面来看是一个相当大的差异。这是由脑中的性别差异引起的吗？一些研究提供的证据表明，3 至 5 个月左右的男婴似乎已经可以对视觉对象进行一定的 3D 旋转，而同年龄的女婴则往往做不到。除了惊人的饮食、睡眠和排便能力之外，要在 3 个月大小的孩子身上进行别的测试都非常棘手，所以对他们进行认知测试需要一定的心理学策略。这种策略就是利用婴儿的注视规律——面对越不熟悉的事物，他们注视的时间就越长。因此，测试婴儿的心理旋转能力，首先要让婴儿观察某个 3D 对象（或者选一张图、一段影片），直到他们感到非常熟悉，换句话说，对于注视它感到无聊。再将这个对象旋转后重新呈现，如果婴儿注视的时间比观察全新事物短，就可以认为孩子发现了这是同一个物体，尽管它已经旋转了。这些研究令人兴奋，但很难操作，所以往往相对规模较小，缺乏解释力。

男婴和女婴之间是否存在早期资质上的差异，还有一种十分有趣的解释。这种观点认为男孩比女孩更频繁地练习了心理旋转技能，比如说，在体育运动和视频游戏上花了更多时间。人们认为，这些活动可以训练相关空间技能，而主流的学校教育科目则较为缺乏类似训练。一项研究将学生分为两组，一组玩动作视频游戏，另一组玩解谜游戏。玩了 10 个小时后，动作游戏组的学生心理旋转分数显著提高了，这一组中的女生也赶上了解谜游戏组的男生。如果这么简单的训练就可以让女人"追上"男人，那么，就很难得出"成就上的性别差异源自能力上的天生差距"的结论，更可能的是，这种差距反映出了现代社会休闲娱乐方式选择偏好上的性别差异。

▷ **人格与行为：哪一项能为大脑性别差异负责？**

随着我们的成长，气质的早期差异会发展成人格的终身差异。研究人类个体差异的心理学家通常认为，在人类所有文化中（包括一部分其他物种），个体的人格都可以分为五个主要特质。在这五大人格特质中，人们发现至少有两个具有相对稳定的性别差异：第一个是神经质（neuroticism），或者说体验消极情绪的倾向；第二个是宜人性（agreeableness），也就是与他人和谐相处的倾向。在这两个特质上，女性分数都高于男性。同样地，女性在外倾性（extraversion）和责任心

（conscientiousness）上也表现出了较高的得分倾向，但不同的研究在这一问题上的结果不完全一致。第五个特质是开放性（openness），与性别的相关性不太强。

这些都是非常高层次的人格描述词。不过，人们认为，在这五种基本特质之下，还存在着一些更能代表不同性别的子特质。例如，有相当多的证据表明，女性往往能表现出更强的共情与同理心，二者都属于"宜人性"，可以与成功哺育后代所需的人格特质挂钩。反之，男性的攻击性特质更强，也表现出更多的身体攻击行为——早在蹒跚学步的幼儿一起玩的时候，这种差异就已经出现。生气时，男性更喜欢砸东西，女性则更喜欢哭。

现在你可能在想：这真的能说明关于脑的任何问题吗？既然绝大多数心理学研究都在富足的西方社会中进行，这样的结果难道不是只能揭示西方社会对不同性别的角色期待吗？或者，你可能会想，好吧，这有一定道理，在进化过程中，攻击性较强的男性更有可能赢得配偶，或者赢得生存下来的权利。推广开来说，进化论观点认为，在性选择或亲代投资方面，如果不同性别各自表现出特有的行为，就更可能获得一些进化上的优势（换而言之就是适应性）。社会学习理论认为，在长达一生的时间里，男性或女性的行为都在不断受到奖励、惩罚和榜样作用的塑造。

当然，社会学和进化论的观点都有一定道理，事实上，养育方式和自然都是导致人格和行为存在性别差异的驱动力。我们感兴趣的是，这些文化或进化的影响会表现在脑中吗？如果有所表现的话，这能告诉我们什么信息？哪些对脑的有效运作有必要，哪些没有？

可悲的是，这个领域并未获得许多细节化的神经科学研究：历史上，很少有人喜欢用昂贵的神经影像学研究去探索这种项目，如研究宜人性较高与不高的人脑有些什么区别。因此，关于人格的正常变异与脑结构或功能上的差异有多大关系，我们所知甚少。但对于具有极端性人格或行为的人，我们对其脑特征了解得就多多了。事实上，许多心理和行为障碍都可视为一种行为的极端变体（在程度不太严重的时候，这种行为是中性的，甚至可能颇为可取）。例如，神经质人格得分很高，预示着出现抑郁症的可能性增加；高水平的冲动性与许多形式的成瘾、注意力缺陷多动障碍（ADHD）有关；高度的责任心则与强迫症（OCD）相关。因此，如果我们试图用脑的差异来解释人格行为上的性别差异，其中一个方法就是探索性别对这些疾病的影响。

▷ 谁更危险？

起源于脑的疾病发病率往往存在性别差异。前文提到的人格与行为从正常到极端的变化，有时会为我们解释这种性别差异提供线索。想想我们已经了解过的神经质，我想当你听到情绪障碍（如抑郁症、包含惊恐障碍和创伤后应激障碍在内的焦虑症）高发于女性时，不会过分惊讶。再想想攻击性和冲动性，对使用和滥用非法物品高发于男性这一事实，你应该也不会感到惊讶。同时，男性头部受伤的可能性是女性的 3 倍。其他情况下的性别差异模式更复杂，换句话说，更难以构想社会层面的解释。那些被认为是由早期脑发育偏差引起的疾病，通常在男性中更为常见：男性被诊断为自闭症的可能性是女性的 4 倍，被诊断为学习障碍或注意力缺陷多动障碍的可能性是女性的 2 倍。从毕生角度来看，男女两性罹患精神分裂症和强迫症的风险大致相等，而男性发病的年龄往往较为年轻。有趣的是，在晚年生活和退行性脑病中，类似"女性更容易患阿尔茨海默病，而男性更容易患帕金森病"这种性别相关模式，并没有明确的证据支持。

　　造成这些性别差异的原因形形色色。我们并不知道其中一部分的答案，另一部分问题则相对简单，但它也不一定能完全解释脑中的性别差异。例如，女性阿尔茨海默病患者多于男性，其中一个原因是，到目前为止，阿尔茨海默病的最大风险因素是衰老，而女性的寿命往往比男性长。为了理解这些性别差异对脑的作用，我们需要确定它们确实对脑的运作产生了某种影响，而不仅仅是对不同性别的机体健康或社会性别角色等其他方面产生了不同影响。例如，我们可能会问，如果不同性别的患者表现出相同的症状，或试图描述出同样的内部经验，医生是否可能给出不同的诊断。我们感受及讨论症状的方式，医生根据受训经历和个人经验下诊断的方式，都可能存在有意识或无意识的偏见。事实上，由于生物及社会的双重影响，男性和女性拥有不同的生活经历，可能因此产生各不相同的疾病症状，也可能在不同的时间点触发疾病。

想一想以下两个（虚构的）案例：

1. 苏珊是个善良、敏感而渴望讨好他人的孩子。她发现，过渡到高中之后，社交方面变得很难，因为比她小的孩子已经被甩在了后面，而同龄的同学却总嘲笑她身体发育不成熟。当她骤然进入青春期，这种情况发生了变化，但现在她开始对自己快速发育的身体感到害羞。在例假期间，她承受着沉重和疼痛，以至于时常需要请一两天假，无法前往学校。直到 15 岁时，医生给她开了避孕药，痛经症状才有所缓解。这位年轻姑娘经历了情绪低落和焦虑的发作，在学校却仍然表现良好，上了一所很不错的大学，在那里遇见了她未来的丈夫，毕业后就走入了婚姻的殿堂。23 岁时，苏珊生下了第一个孩子，然后患上了产后抑郁症，还好发现得很早，通过服用抗抑郁药物而顺利痊愈。两年后，她经历了一次大月份流产，重新回到了抗抑郁药物的怀抱。又过了一年，与医生讨论之后，她决定停止服药，并再度开始备孕。

2. 苏珊的弟弟本从小就是个熊孩子冒险家。他是个早产儿，总是比实际年龄看上去小一些。在学校里，本很受其他孩子欢迎，是班上的开心果。但随着年龄的增长，他的破坏性行为开始给他带来许多麻烦，家人也对此很有意见。他在 16 岁离开学校，只拿到了两门普通中等教育证书。本先在许多商店里打工，后来去了一家当地的汽车修理厂当学徒机械师。二十几岁时，他依然住在父母家里。他的社交圈子很大，一到周末就和朋友们在酒吧里喝得烂醉。一个周日早上，他因为超速驾驶被警察逮住，随后测出酒驾，因此被暂时禁止驾驶了一段时间。

我们无法确知，如果苏珊生而为男性，是否还会经历同样的焦虑和抑郁。她的一些症状很可能是由于激素的改变而引发或加剧的：众所周知，一部分女性在生育周期会经历强烈的情绪变化，流产、怀孕和使用激素避孕药等都可能成为抑郁症的导火索。我们也知道，较差的学校表现和酗酒在早产儿中更为常见。和我们其他人一样，苏珊和本在成年早期的心理健康问题，在一定程度上反映了他们生命中的特殊境遇和事件，而这些境遇与事件中的一部分本身就具有性别差异。

酗酒和抑郁倾向于出现在同一家庭之中，也未必是因为共同的遗传风险，而很可能反映出了共同的环境风险因素。不过，基因是男女差异的最基本形式 —— 那么，它在脑疾病风险的性别差异中扮演了什么角色？这是一个复杂的问题。所有的心理和神经状况都有一定的遗传基础，但已知会增加脑疾病风险的基因，实际上只有相当少的部分位于性染色体上。知道这一点很有意义：只有男性携带 Y 染色体，而这一染色体上没有对脑功能具真正重要影响的基因存在。

我们可以更深入地探讨一种疾病——自闭症，它既有很强的遗传基础，又有很大的性别差异。许多研究者对于有关自闭症的遗传学研究很感兴趣，迄今为止，已经发现基因组上的数百个位点会增加自闭症风险，其中只有少数位于 X 染色体或 Y 染色体上。为什么这么多基因与自闭症有关？一部分原因也许是，极为复杂的脑需要大量的基因来控制其发展、结构和功能。此外，如果只有一个基因控制脑发育的某个方面，出现问题的概率会比较高，也就是说，如果该基因发生单一突变，后果可能是致命的（如果它影响的是由脑控制的某个事关生死的功能，比如呼吸）。总的来说，基因对大脑的影响往往会有一些重叠和冗余。这意味着，基因组的改变方式不同，引起脑结构或路径的变化却可能是相同的。每当脑中发生这些变化，就会引起一系列症状，当这些症状包括了沟通和社交互动的问题时，我们就把它称为自闭症。

尽管大多数增加自闭症风险的基因未见于 X 染色体或 Y 染色体，基因在解释自闭症的性别差异中仍然有着非常重要的作用。一方面，位于性染色体上的基因变异可能与基因组上的其他基因相互作用，从而增加男性的总体遗传风险。另一方面，可能是因为拥有两个 X 染色体能起到保护性作用，例如，某种基因在一个 X 染色体上表达，在另一个 X 染色体上沉默，这可能有助于保护女性的脑，使其免受有害影响。

近期的一项大型研究发现，有害的基因突变对自闭症患者的影响存在相当大的性别差异。以塞巴斯蒂安·杰奎蒙特（Sebastien Jacquemont）和埃文·艾克勒（Evan Eichler）为首的研究人员观察了近 800 个家庭的 DNA，这些家庭中都至少有一个孩子患有自闭症。通过对比患儿与父母的 DNA，可以发现孩子的基因组中往往出现了某种新的突变，这种突变与父母的 DNA 都不匹配。这种突变非常常见，大多数都是无害的，只会对少数人的脑产生影响。他们还计算了每个人 DNA 的基因变异的数量，这些变异在某种程度上被认为是有害的（例如过早地缩短了定义蛋白质的基因序列）。对比不同性别的自闭症患者时，研究人员发现了一些令人吃惊的现象：女性自闭症患者携带的基因新突变点不仅比男性多，有害变异数量更是男性的 3 倍。这进一步证明了"女性保护假说"，因为这意味着女性只有在携带了比男性多得多的有害遗传负荷时，才会受其影响，最终被诊断为自闭症。

关于男性自闭症的增长趋势，剑桥大学研究员西蒙·巴伦－科恩（Simon Baron-Cohen）给出了不同的解释。他认为，不同性别的共情倾向与系统化世界倾向存在差异：女性倾向于表现出更多的共情感，在护理等关怀类职业中占据过多席位；男性对创造和分析某些系统有较强的驱动力，在软件工程之类的专业中占据过多席位。在这一模式中，自闭症的特征见于高系统化特质、低同理心的人，也就是所谓的"极端男性"大脑。

这一理论并未被普遍接受，但开拓了非常有趣的视角。这些差异是如何在发育时的脑中出现的？一种可能性是，它们与胎儿的睾酮量有关，这一指标可以通过分析子宫内的羊水来测量。人们认为，胎儿睾酮的差异会导致胎儿发育的性别分化。研究表明，具有更多自闭症行为的儿童，出生之前羊水中的睾酮水平较高。

另一种可能是，在童年和青春期，正常皮质发育的速度和模式的性别差异可能会被自闭症扰乱。这个想法很有趣，因为我们知道，其他发育障碍可能包括了对大脑正常发育限度的超越。例如，精神分裂症与自闭症同样具有相当大的遗传风险，与健康儿童相比，患有精神分裂症的儿童灰质减少的速度比正常模式更快，白质增加的速度则更慢。

▷ 只能说"这很复杂"

在这一章中，我们快速地了解了性别差异如何在脑功能中发挥作用，以及在哪里发挥作用。我们的论据中最重要的一环是，成为一个成功的人需要些什么。我们学到了什么？

观察脑的基本运转原理时，我们能发现细微的性别差异存在于整个区域。考虑到许多心理学和医学文献几乎完全是针对男性进行的，这就变得相当有趣了。之所以会出现这样的现象，理由很简单，如果你是一位旧时代的心理学或医学教授，男性（尤其是年轻的白人大学生）是最容易找到的研究对象。但是，即使在现代研究中，性别偏倚也大得惊人：例如，在以功能性神经成像探索自闭症患者的脑活动的研究中，男性被试数量是女性的 15 倍。事实上，性别差异非常普遍，也具有潜在的重要性，以至于美国国立卫生研究院建议在进行所有的临床研究时，都应该将性别设为一个变量。举例来说，这意味着，如果你正在开发一种治疗抑郁症、多动症或阿尔茨海默病的新药，你应该确保测试对象包括男性和女性，并检查效果是否存在性别差异。由于这种情况很难出现，我们可以得出一个结论：关于脑的运作方式，我们对女性的了解远低于对男性的。

通过许多例子，我们已经发现文化比脑中发生的任何事情都更能解释性别差异。当然，我们知道脑在许多细微方面存在性别差异，基因、环境，特别是激素导致的性分化从最早的胎儿时期就存在了。这些问题会引起脑容量的性别差异吗？我们不这么认为。因为这些差异都在平均值以内，而我们可以观察到不同性别的脑存在着极大的重叠部分。

可能出乎你意料的是，性别差异的最基本单位 ——X 染色体和 Y 染色体 —— 并未在决定脑功能的过程中发挥巨大作用。我们应该对此感到惊讶吗？值得记住的是，尽管人类有 23 对染色体，却只有一对存在性别差异。因此，在进化压力选择下的基因变异，如果发生在其他 22 对染色体上，更可能带来的是两性之间的一致性，而非差异性。

同样值得注意的是，进化可能以两种方式对大脑起作用：导致两性之间的差异，或者弥补两性之间的差异。进化成功的主要推动因素（通常被概括为性选择和养育成功），显然也加剧了男性和女性之间的差异，例如强调了男性的侵略倾向和女性的看护倾向。但在其他时候，自然选择可能会以脑中的差异来弥补两性之间实质性的生理差异。如果你面对着一个比你块头更大、更强壮的陌生人，那么，与其去攻击他，还不如以魅力吸引他。正如玛丽莲·梦露所说："给女孩一双合适的鞋子，她就可以征服世界。"

劳伦·韦斯博士的观点

劳伦·韦斯博士，美国旧金山加利福尼亚大学精神病学系副教授。

虽然身处以精神病学研究著称的院系，劳伦·韦斯本质上却是一位遗传学家。她的兴趣不在于将人类行为的多种方式进行分类，而在于理解人类基因组的各种形式，它们都非常复杂而令人惊讶。对于自闭症及其他发育障碍的遗传基础所展示出的性别差异，她特别感兴趣。

为了做到这一点，劳伦勇敢地带领她的实验室成员在两个不同的方向开展研究。一方面，他们对数万个自闭症患者的

DNA 数据进行统计分析。另一方面，他们勤勉地在实验室里研究那些显微镜下的内容。

作者：劳伦，你一直在尝试研究自闭症发病率的性别差异对自闭症发展过程的意义。但首先，我们想知道，现在已经确定了男性自闭症发病率高于女性吗？

劳伦：这是个好问题。毫无疑问，对不同性别的自闭症的检测和诊断有可能存在偏差。我们所确知的是，目前能测量自闭症倾向的所有方式都表现出了一致的性别差异——男性发病率高于女性。但是，目前还没有人做过自闭症的实验室检验或生物标志物研究，所以只能在行为层面对其进行定义。因此，我们不能确定，是否有一些女孩具有自闭症的生物基础却既没有被诊断出来，也没有被我们使用的各种行为量表筛选出来。

关于女性自闭症患者，我们也所知较少：无论什么时候招募患有自闭症的参加者或收集样本进行研究，都会找到大约 4 倍于女性的男性，这是因为确诊为自闭症的男性比女性多得多。由于我们能研究的内容丰富与否取决于样本的大小，因此，我们对男性的生物机制和遗传风险了解得更深入。

作者：那么，究竟为什么男性自闭症发病率高于女性呢？已经知道原因了吗？

劳伦：严格说来，我们仍未真正清楚原因！不过，现在已经拥有了一些有趣的线索。

一条证据是基因控制发育的一般机制，以及两性之间的差异。在近期的一项研究中，我们专门研究了基因组区域，它们与人体测量相关，显示了男性和女性之间的巨大差异：如身高、体重、臀围和腰围等。这些区域不在性染色体上，但它们对男性和女性的影响并不相同：它们往往对一种性别不起作用，却对另一种性别有很大影响。我们拿着基因变异列表去检查它们是否与自闭症风险相关（这种疾病风险与刚才提到的生理特征完全无关），结果发现确实存在关联。这一证据表明自闭症确实存在性别差异，而且与两性发展差异的一些非常普遍的方式有关。

我们已经发现的第二件事是，女性自闭症患者的基因变化似乎比男性更强烈、更糟糕。这种变化不是基因编码中常见的微小差异，而是基因组的大片段重复或缺失。女性自闭症患者存在更多基因大幅改变，而且症状也更严重，其中一个表现是她们的智商往往比男性患者更低。这说明女性一般不易患自闭症，只有在存在更严重的基因突变（或其他风险因素）条件下，才会罹患自闭症——因此，症状就会表现得更严重。

另一种可能性是，相同的遗传风险以不同的方式出现，也就是说，相同的遗传风险在男性和女性身上表现出不同的症状。因此，即便两个人的基因变异相同，也可能出现不同的结果——男性可能罹患自闭症或多动症，女性则可能出现进食障碍或焦虑。现在，我们已经开始针对大多数发展和精神障碍获取更全面的风险基因列表。很明显，这些风险基因之间存在相当多的重叠，其中许多基因与多种疾病风险有关。

作者： 有没有例子能明确地说明，遗传或环境风险因素对女孩和男孩的影响不同？

劳伦： RAS病（RASopathies）是一个很好的例子。这是一种罕见的基因病集合，其中每一种都是由 Ras-MAPK 细胞信号转导通路中的特定基因突变引起的。我们已经知道，患有 RAS 病的人有很大比例（10% 至 50%）具有自闭特质或自闭症，具体数值取决于具体基因状况。但是，与自闭症不同，如果你具有其中一种特定的基因变异，就一定会得 RAS 病。所以说，这是一种更简单的基因模型，我们可以借此来研究性别差异等问题。

RAS 病在男性和女性身上的发病率相同。但我们最近发现，对于其中一部分遗传病，自闭特质在男性中更为突出；而另一些病则不存在性别差异。也就是说，一种已知的基因变异在导致自闭行为时，会对不同性别产生不同作用。

作者： 听起来很棒！这个研究的下一步要做什么？

劳伦： 我们一直致力于在实验室里建立 RAS 病的模型，通过在培养皿中测试不同风险因素的影响来验证自己的假设。为此，我们从患有 RAS 病的人身上获取皮肤细胞，然后用一种特殊的技术将皮肤细胞转变成干细胞，再诱导它们变成神经元。这种技术能得到源自同一个人基因组的无数神经元。目前，我们正在研究如何测量神经元生长的差异，探索它们如何表达不同的基因，以及它们的信号特性。下一步，我们将着手研究，针对那些可能与自闭症有关的不同环境或遗传影响，观察神经元的反应。

作者： 我们到底需要多少脑——一整个吗？

劳伦： 我对脑的了解不深，但令人印象深刻的是，在缺失许多基因组的情况下，我们仍能活得好好的，一切都能运转自如。有时，观测从健康志愿者那里收集来的数据时，我们会发现基因组中存在很大缺失：如果在患者样本中看到这样的缺失，我们一定会说这就是问题的起因。但是，这种缺失并未对这些志愿者造成明显的影响，这大概是因为他们遗传背景的其他方面做出了保护或补偿。我们知道，在一些遗传疾病中，人们可能会失去一串有50个基因的基因组，但即便没有它们，人们仍然可以正常行走、交谈，生活得相当好。

第❹章
人生巅峰：究竟是在什么时候

      1905 年，阿尔伯特·爱因斯坦发表了 4 篇论文，改变了我们对物理学的理解。在这奇迹般的一年里，他用 $E = MC^2$ 描述了质能方程，概述了波粒二象性的基础，定义了布朗运动，还提出了狭义相对论。当时的他年仅 26 岁，认知过程已经充分发展，同时，脑也还没开始衰退。26 岁的爱因斯坦处于神经学和认知上的人生巅峰吗？

      和数学一样，在理论物理学领域，人们常常发现最惊才绝艳的天才在 30 岁之前就已经完成了最伟大的成就。这些领域中存在着许多神童般的天才。与此同时，这些领域的非比寻常之处还包括，纯粹的认知能力可能比经验更重要。对于神经外科医生、新闻记者、首席执行官和艺术家而言，事情就大不一样了。事实上，对我们大多数人来说，在职业生涯的前 10 年里，几乎不太可能创造出最优秀的作品。有证据表明，在许多技能领域，最顶尖的人和称得上优秀的人之间的最大区别，仅仅在于前者额外的练习时间更长 —— 也就是说，最顶尖的人拥有的经验更丰富。

通过生命经验和生理机能的结合，我们的脑在整个人生历程中发生了巨大的变化。从无助而不成熟的新生婴儿，到无助而患上痴呆症的迟暮老人，脑的每一个功能都经历了独特的发展曲线。每个人的脑都会走向衰退，除非他在衰退之前就已经死亡。我们从什么时候开始拥有了"足够好"的脑？什么时候真正达到巅峰？在这一章中，我们将探索脑的生长发展过程，探讨它会在什么时候达到功能上的巅峰，以及"足够好"的状态能保持多久。

▷ 早期岁月：为什么人类婴儿什么都不会做？

人类的婴儿出生时，可被视为一种非常无助的生物。与其他大多数物种的幼崽不同，危险到来时，我们的婴儿无法躲藏，更别提逃命了。他们自己无法保持体温，也不会觅食。事实上，他们几乎不能以任何方式使自己生存下去。由于人类妇女需要直立行走，其骨盆的形状受到限制，而婴儿必须通过这样的骨盆出生，所以人类婴儿出生时，身体和脑都发育得不完全，发育不良的脑甚至比我们的动物近亲还要小。

人类新生儿无法长期独自生存。但是，每一对骄傲的父母都可以证明，在生命的最初几年里，孩子的智力水平有巨大的进步。以语言为例：第一年，他会自然而然地开始将周围人发出的声音流分解成词汇，然后找出每个词汇的含义，学习它们的结合方式。在随后几年内的每一天，他都会理解并开始使用若干个新鲜词汇。再过几年，他将学会使用复杂的符号系统，用绘画、字母和数字等来表达思想，并且系统化周围的世界。这是其他任何动物都无法做到的壮举。从生物学上如此不利的状态开始，人脑的发展速度及其在生命最初几年的功能发展，堪称惊心动魄。

脑的大部分高速发展都无法直接观察，我们能注意到的第一个迹象是新出现的活动和感觉能力，如发出声音、识别和接触物体、第一次微笑等。这些里程碑出现的顺序在相当程度上是可以预测的，尽管有些孩子先学会走路再开始说话，另一些孩子则相反，但所有的孩子都是先走再跑，先说单个词汇再说完整句子的。这些里程碑是重要的标记，证明脑回路就像肌肉一样，会循序渐进地发展，效率也越来越高。在生命的最初阶段，不用尝试评估孩子的精神生活，只要询问父母，孩子是否已经走出了第一步或说出了第一个字，就可以很容易地推断出其脑发育是否正常。

哪怕是在正常发育的范围内，也存在很大的变异性，这意味着我们不能准确地预测 10 个月大就学会走路的小安吉拉是否注定是个伟大的人。虽然无法在个人层面上做出预测，但我们可以说，平均而言，在正常范围内，较早到达发展里程碑的儿童往往具有更"好"的脑结构（如灰质增加量更大）和更高的认知测试分数，即使在几十年后，这一优势也依然存在。而那些在童年时较晚抵达里程碑的人，很有可能表现出非典型发展的其他迹象，也很可能最终被诊断出一些疾病。而我们已经知道，这些疾病（包括自闭症和精神分裂症）能够反映出异常的神经发育。

除了作为脑发育正常的指标，早期生命的里程碑还可以促使婴儿大幅提高认识周围世界的速度。早在学会爬行之前，孩子对手指和手臂的控制力越强，触碰、投掷、品尝到东西的数量就越大。因此，运动技能的迅速发展，有助于带动其他感觉和认知技能的进步，从而形成一种良性循环，我们可以将这种循环称为发育的级联反应。这就是许多父母出于善意购买所谓教育玩具的原因：提供一些有趣的物品，增加对婴儿的刺激，反过来加速他们的脑发育。

有趣的是，针对这些玩具是否真的能干预婴儿的发展，美国近期的一项研究进行了测试并得出结论：很可能可以。一组心理学家招募了一些 3 个月大的婴儿作为被试，他们还不能成功地抓握附近的物体 —— 抓握这种技能通常出现在 4 至 6 个月。然后，他们对一半的婴儿进行了 2 周的训练，用带有尼龙搭扣的粘胶手套帮助婴儿抓取想要的玩具。这些戴手套的孩子在获得玩具方面取得了成功经验，即使在没有手套时，他们也更愿意尝试抓东西。一年后，这些受过训练的孩子展示了更强的运动探索技能，注意力也比其他孩子更集中。因此，赋予婴儿更多的能力和动机，促使他们在生命早期阶段探索新鲜事物，似乎能对脑发育产生长期的正面影响。

▷ 那么，什么才是脑的正常状况？

现在，从技术角度开始了解吧。正常的人脑发育实际上包括了些什么？首先，和其他脊椎动物一样，脑在受孕后第 3 周左右开始发育。细胞开始分化，逐渐转变为不同的类型，最终形成复杂的结构。这个过程由信号分子控制，这些分子起指挥作用，决定未分化的细胞去向哪里、变成什么。在怀孕的头几个星期，胎儿的脑会生长成一个光滑的、有球状凸起的管状结构，然后逐渐形成脑的三个主要部分（前脑、中脑和后脑）。在第 7 至 8 周左右，神经元开始出现，并分化出不同的脑结构，包括脑回和沟（如前所述，它们分别是脑外侧可见的凸脊和凹槽；我们之所以能将表面积极大的脑皮层装入很小的头骨，正是仰仗了这一形态）。

　　快进到出生后的最初几年，人类的脑仍在发生巨大的变化。其中一个特别重要的变化在于神经元之间的连接数量。事实上，婴儿的神经元连接数量比成年人多得多。进入青春期后，脑的一大变化就是神经元开始逐渐减少。你可以认为这是一个提高效率的过程：不需要的连接会被削弱或移除，而常用的则得到了加强，从而形成更简洁、更高效的信号系统。

　　另一个重要变化在于信号通过脑皮层中不同通路的速度加快，效率提高。实现途径被称为轴突的髓鞘化。所谓轴突，是指神经元的细长部分，可以将电信号传导到其他细胞。如果你还记得第 1 章的内容，就会知道髓磷脂是一种脂肪物质，它像绝缘胶带一样覆盖轴突，能够帮助信号尽快通过轴突。各个部位的髓鞘化并不会步调一致地同时开始。从了解孩子在发育时如何获得新功能这一视角来看，了解其发生的顺序是很有意义的。一般来说，处理感觉信息（如视觉和听觉刺激）的通路最先开始髓鞘化；然后是处理运动的运动通路；最后是处理信息整合和高级认知过程的皮层相关通路。从位置上来讲，髓鞘化的进程始于脊髓和脑干，并逐渐向脑的前部区域移动。早期髓鞘化从出生前就开始了，但大多数发生在出生后的最初几年。

　　最后髓鞘化的通道位于前额叶皮层，也就是脑最靠前面的部分。这个区域主要负责处理最高层次的认知功能，是在人类进化史上最晚扩大的部位，也最能将人脑和其他物种区别开来。与其他大多数脑区不同，前额叶皮质直到成年早期才成熟，这一区域的通道髓鞘化直到十几二十岁左右才完成。这反映了一个事实，即依赖于这个大脑区域的高级认知功能也在持续发展。这些功能包括工作记忆（在做某件事时记住信息的能力）、控制和执行注意力（如在注意力的竞争性需求之间快速选择和切换的能力）等。由于这一部分的脑区相对晚熟，对大多数人来说，这些功能会在三四十岁左右达到高峰。

▷ 不同的认知技能是如何发展的？为什么？

在不同认知功能的发展顺序方面，脑的发育为我们提供了线索。从孩子极年幼时开始测量其认知发展，也是能办到的。虽然婴儿无法用言语表达内心世界，但有一些发展心理学家会用可靠的技巧来测量婴儿之间的认知差异，以及其在发展过程中的能力变化。其中一种技巧叫作注视偏好（preferential looking）。婴儿天生就更喜欢观看新鲜事物，对陌生事物更感兴趣是人类的天性，也是人类尝试了解世界时的明智策略。利用这一规律，心理学家在婴儿的视线范围内放两个事物，然后测量他看哪一个的时间更长。通过这样的方式，可以客观地测试婴儿是否能分辨出熟人和陌生人的照片，是否记得几分钟前认识过的物件。因此，我们可以借此对年龄很小的婴儿进行多方面的测量，包括辨别并记忆形状、对象和声音等能力。

对更广泛地描述人类认知发展所做的真实尝试，最早出现于 20 世纪前期，由一位名叫让·皮亚杰（Jean Piaget）的瑞士心理学家所做。皮亚杰认为认知发展可以分为四个主要阶段，并分别以若干重大变化为标志。第一阶段被称为感知运算阶段（sensorimotor stage），此时婴儿还未掌握语言，只能通过身体活动来认识世界。第二个是前运算阶段（pre-operational stage），2 至 7 岁的孩子们开始形成稳定的概念，能够推理和思考为什么事物会以这样的形式存在。然而，这个阶段的孩子只能从自己的视角理解一切事物，因此他们的逻辑常常是有缺陷的。第三个是具体运算阶段（concrete operational stage），7 至 11 岁的孩子已完全具有对真实（具体）事件的推理能力，但他们仍然无法正确地推理假设性的事件。最后一个是形式运算阶段（formal operational stage），其特征是形成了抽象思维和元认知（反省认知）的全新能力。

在描述一系列渐趋复杂的认知阶段方面，皮亚杰的理论深具开创性。尽管后来的实验和现代神经科学的进步，使我们能够更好地梳理各种心理功能发展的不同方面，但人们仍然认为，皮亚杰理论是对儿童认知发展方式的合理推测。尤为重要的是，从皮亚杰时代往后，我们学到了许多东西，包括如何更好地为认知功能分类，以及每种认知功能分别依赖于哪些脑网络和区域。

皮亚杰理论的新颖之处在于把孩子描述成积极的学习者，通过学习新事物来更新自己对世界的理解。这听起来很合乎情理，但随之出现了一个问题：究竟是什么限制了孩子学习新事物的速度？在进入下一个阶段之前，需要累积一定数量的经验和机会吗？换句话说，归根结底，孩子的学习能力受发育中的脑结构及连接的尺寸、成熟度的限制，还是受外在现实要求影响？

为了回答这个问题，我们打算以语言为例来说明人类的大多数技能是如何发展的。在大多数文化中，婴儿一出生就暴露在语言环境中。事实上，有一些证据表明，通过参与"呜呜哇哇"式的婴儿谈话，我们自然而然地为婴儿提供了许多刺激，有助于他们进入语言学习的第一阶段。很明显，你最终学到的语言完全由体验到的环境所驱动，也就是说，人类善于学习语言，但并不是一生下来就已经掌握了某种特定的语言。

我们也知道，在一些关键时期，脑似乎对语言的某些方面特别敏感。例如，虽然所有的婴儿都能分辨出"r"和"l"的发音区别，但那些小时候没有接触过二者的人（例如许多日本的成年人）长大后却不能分辨。因此，人们认为脑的可塑性具有关键期，如果需要在以后分辨出某种声音的细微差别，就必须在关键期听到它。不幸的是，在被忽略、孤立或辱骂的环境下长大的孩子，如果在青春期前没有接触到某种语法，以后似乎都难以学会流利地使用任一语言。而且，正如我们许多人都发现了的那样，学习第二语言比学母语更难，你学得越晚，学得炉火纯青的可能性就越小。

因此，似乎存在着一种语言学习的生物驱动力，或者至少在人脑正准备发展语言的那段时期里存在过。这可能与这样一个普遍性的事实有关：在生命早期，脑的可塑性更大，而语言学习也许特别依赖于此。或者，它可能与脑中支持语言的相对专业化的神经结构有关。

从上面俯瞰大脑，它看起来相当对称地分为两半，在两个半球之间有一道深沟。在发育过程中，脑的许多功能都会集中在某个半球上。有 90% 左右的右撇子和 50% 左右的左撇子的语言功能由左脑主管。这意味着两个重要的语言区（也就是额叶上的布洛卡区和脑后部的威尔尼克区），都会在优势半球发展。这两个区域如果受到损害，会引发不同方面的特定语言问题。通常情况下，一个人的布洛卡区受损，就会在说话时出现障碍；而如果威尔尼克区受损，则会在理解语言时出现问题。

要说明人脑的复杂和专业化程度，语言是一个很好的例子。但是，快速阅读了史蒂芬·平克（Stephen Pinker）的巨著《语言本能》（*The Language Instinct*）之后，它提醒了我们，语言确实是人类的专长，同时也是人类的特质。这种特殊的脑功能发展过程，不太适宜用来说明普遍性的问题。因此，为了回答"脑的巅峰究竟在什么时候"这一问题，我们需要对更普通的脑功能进行考察。

▷ 毕生学习

如果说语言不是一个完美例证，不足以说明我们究竟需要发展多少脑子，那么，我们可以考虑以学习和记忆为例。心理学家所谓的记忆，可以通过许多不同的方式划分为各种类型。例如，我们可以用时间作为分类标准，短时记忆只能持续几秒钟或几分钟，而长时记忆则可以持续一生；我们也可以用使用记忆的不同方式作为分类标准，情景记忆用来记住见证过的事件（包括时间、地点、人物），而程序性记忆则用来练习已经掌握的技能（如系鞋带或骑自行车）。

对于大多数形式的记忆而言，人类都没有处在进化之树的顶端。许多物种都擅长联想学习，也就是理解两个特定事件或刺激之间存在的关联。想想巴甫洛夫的狗吧，它们一听到铃声就会垂涎三尺。即便是一条普通的拉布拉多犬，也能非常清楚地认识到，主人吃完早餐立即穿上鞋子就意味着要带自己出门散步了。其他许多物种已被证明很善于这种形式的学习，比如鸽子可以很容易地学会区分复杂的形状 —— 只要你给它提供零食。非常年幼的孩子也是如此，每一个与6岁的孩子玩过配尔曼卡牌游戏（pelmanism）的大人都能证明。所谓配尔曼卡牌游戏，就是一种考验你是否能记住配对的两张卡片所处位置的游戏。事实上，这种技能在人类生命的早期就开始发展并达到巅峰，6岁和36岁的人之间的差别很小。因此，如果鸽子、幼儿和拉布拉多犬都极为擅长学习刺激与奖励之间的联系，我们是否可以推断出，这种记忆形式只需要发展水平较低的脑？或者说，它需要的脑网络比其他功能（如语言）所需的更简单？

其中一个答案来自对人生后半段的思考。40 岁之后，建构新关联的能力开始下降，一开始是缓慢地逐渐下降，后来则会迅速加快。受年龄增长影响最大的，似乎是依赖于海马的记忆形式，比如那些涉及物体和地点的记忆（"昨晚我把钥匙放在哪儿了？"）。这些类型的记忆衰退通常从脑的海马区域开始，这是阿尔茨海默病早期阶段的特征，但在健康老去的过程中也日益普遍。如果将人类联想学习技能的发展绘成曲线，则会发现它在早期达到巅峰，在 35 岁左右前后保持平稳，然后从 50 岁左右开始加速下降。

与此形成鲜明对比的是，语言技能的各个方面都会随着时间的推移而明显进步。我们如果画出一个人一生中词汇储备量的变化曲线，往往会发现它与前文那条曲线完全不同。人在小时候学单词的速度最快，但总的来说，通过对话、阅读、收听电台或观看电视节目，我们接触到的单词越来越多，词汇量也在不断增加。与其他一些语言不同，英语的单词拼写和发音方式之间并不总是一对一的关系，或者说，并不一定有直接联系。因此，评估词汇量的一种方法便是，给人们一张不规则发音的单词列表，比如"游艇"（yacht）、"咳嗽"（cough）和"但是"（though），并要求他们大声朗读。显然，这是在测试一种特殊形式的记忆，你或许会认为它和其他形式一样，会随着年龄的增长下降。可实际上，这种记忆形式既不受正常的衰老过程影响，也不被许多神经退行性疾病干扰。事实上，由于其具有明显的特殊性，当心理学家和神经学家需要评估脑损伤或痴呆症患者以前的智力水平时，往往会以它为标准。

▷ 成年人的脑功能何时开始走下坡路？

你可能认为人到中年时，人脑既没有进步也没有快速衰退，但要知道，脑并不是一个静止的器官。人类的生育能力巅峰来得很早，脑则大不一样，直到二十大几岁，脑功能的某些方面可能仍在发展。此后，脑中的部分事物甚至还会持续发展下去，总的来说我们认为，这是一种健康或有益的现象。例如，白质会持续增加直到成年中期，然后基本保持稳定，而灰质则会逐渐萎缩。从儿童早期开始，脑皮层就开始逐渐变薄，到 55 岁左右开始迅猛加速。老年人的脑回比年轻人窄，脑沟则相对更宽。换句话说，我们的脑在逐渐收缩，越变越轻，体积越变越小，脑室（充满脑脊液的空腔）则越来越大。二十几岁时的男性脑重约 1.4 公斤，女性约 1.3 公斤。脑的萎缩从 40 多岁开始加速。到 60 多岁，男性的脑质量约为 1.3 公斤；到 90 岁时，则会降到约 1.2 公斤。

从宏观层面上看，脑的衰退如此明显。从微观层面上看呢？嗯，也不是那么乐观。神经元会随着年龄增加而缩小，神经元之间的连接网络也会渐趋简单。即使是健康的老年人，也常常面临以下问题（当然这是很正常的）：与阿尔茨海默病有关的蛋白质斑块的堆积，以及血管损伤标志——微出血的出现，等等。

有些脑结构的细胞损失尤为严重。例如，即使个体没患痴呆症，海马也表现出了相当大的与年龄相关的变化。至于额叶，特别是前额叶皮层，细胞损失似乎比其他部位更多，而区域内、区域间的连通性都有所下降。这些变化的功能性后果可能就是我们认为的"正常"认知老化：例如，我们从中年时就开始注意到了，自己的记忆力越来越差。

你可能会认为，每种认知功能的年龄发展轨迹都很容易计算。其实这难得超乎想象。第一个难点是，要了解认知功能如何随时间变化，你必须至少完成以下两个难题中的一个：其一，你可以找一些孩子，让他们做一个针对认知能力的全面测验，并且在接下来的每一年（需要持续85年）都对他们重新测试一次，看看随着时间流逝结果会怎样改变。这个方法非常困难，极为昂贵，因此需要科学家和他们的资助者展现出极大的远见和耐心。除了资金和时间之外，还有一些科学上的挑战。例如，如果你想测试数学能力，应该如何对不同年龄段的人进行测量？面对18岁和5岁的孩子，显然不能用同一个问题去测量。你可能想让5岁的孩子做简单的加法题，让18岁的孩子解微分方程。但是很难确定这些问题是否真的能检测出同样的核心能力。学加法很快的孩子以后很可能也擅长代数，而另一些孩子可能从头到尾都学不明白。因此，要考察某种核心技能在不同年龄段的发展，最好的办法是在同一批被试身上做纵向追踪式的研究，可以使用配尔曼卡牌游戏或测量手指敲击的速度等方式。

　　对于那些不需要区分年龄段进行测量的技能，就不用跟踪一个人的一生了。我们可以用更快捷的方法计算相关年龄曲线，也就是要求不同年龄的人进行相同的测试，并算出每一年龄段的平均成绩。比起每年测一次、重复八十几年的纵向测量方式，让人们做一次认知测试要容易得多，所以你更容易找到更具代表性的群体样本加入研究。如果每个人只参加一次测试，他们的分数不会受到练习因素影响（如果参加多次，成绩可能会随着练习次数增加而提高）。然而，这种横向研究同样存在缺点。与如今 80 岁的老人 5 岁时的状况相比，现在的 5 岁孩子的生活经历已经大不相同了。数十年前的 5 岁孩子经历过战争、食物定量供应，他们的父亲可能不在家，甚至可能已经死了。当时没有电视，没有 iPad，也没有小小爱因斯坦 [①]。当时，肺结核和脊髓灰质炎仍然广泛存在。通过（虚拟）研究，我们认为当年 5 岁的孩子面临的生命和肢体风险比如今的 5 岁孩子更大。反过

---

① Baby Einstein，针对出生 3 个月的婴儿到 4 岁的幼儿的一系列多媒体产品和玩具，有助于开发智力。——译者注

来，如今的 5 岁孩子存在其他问题，可能会（也可能不会）对脑发育产生一定的影响。平均而言，如今的孩子兄弟姐妹数量较少，向他们学习和竞争的机会也就变少了。在现代，孩子的父母婚姻存续且生活在一起的概率相对较低。与此同时，孩子被诊断患有自闭症、多动症、哮喘或食物过敏的风险比从前大得多，体重超重的可能性也远远大于几十年前。

知道这些差异很重要，因为它意味着当我们对比 80 岁的老人和 5 岁的孩子时，测量出的不仅仅是年龄上的差异，还包括许多环境因素。出生于 1935 年的男孩预期寿命大约是 60 岁；出生于今天的男孩预期寿命则约为 80 岁。在过去的 150 年中，成年男性的平均身高以每 10 年约 1 厘米的速度增长。人们认为，预期寿命和身高的增加说明了许多人接触疾病的可能性降低，营养有所改善，尤其是在儿童时期。

可能不足为奇的是，同样的代际进步趋势也会表现在脑功能方面。智商（IQ）是表达一个人的一般认知能力的标准方式，以平均分数为 100 分的量表来定义。智力究竟意味着什么？什么是测量智力的最佳方式？关于这些问题，有很多有趣的探讨。不过，大多数智商测试都需要拿着笔和纸，坐上几个小时，完成一些言语、数字和抽象推理的任务。最常见的智力测验，如韦克斯勒成人智力量表（WAIS），通常包括了不止 10 个独立量表，需要将所有量表的得分整合，并根据年龄标准化，最后得出一个人的整体智商。从我们的观察来看，有趣的是，每一代人的平均测试分数都在不断提高。我们的猜测说明，在过去一个世纪里，欧洲和美国居民的平均智商每 10 年增长了 3% 左右。这个变化堪称巨大：这意味着如果一个人的智商在 50 年前正好是平均水平，即一半人比他聪明，另一半则不然，那么到现在，已经有 84% 的人超过了他。智商的一部分进步可能源于与脑无关的因素，例如对测试的熟悉度增加，但这些因素应该与生理上的相应变化结合考虑。我们可以认为，至少有一部分原因是现代人拥有更强大、更有效或只是尺寸更大的脑。

▷ 认知能力的高峰与低谷

因此，要探索不同的脑功能如何随着年龄增长而变化，我们既需要探讨个体脑的变化，也需要关注人脑整体上的发展变化。关于后者，我们将在后面的章节进行探讨。现在，回到本章最初的问题：在我们的一生中，认知能力的巅峰会出现在什么时候？

关于这个问题，有史以来最大型的探索可能是由两位哈佛大学研究者乔舒亚·哈茨霍恩（Joshua Hartshorne）和劳拉·杰米（Laura Germine）做出的。他们获取了近 50000 名志愿者的各种类型的认知分数，同时测量了他们能发现的各类认知功能的巅峰年龄段。

正如我们所期望的，能从经验中受益，或与逐渐积累的信息相关的技能，达到巅峰的年龄相对较晚。例如，50 岁左右的人的词汇和常识测试分数最高。相比之下，就那些依赖于原始处理能力而非经验的技能而言，越年轻的成年人得分似乎越高。例如，短时记忆、在任务之间快速切换的能力及抽象推理能力等，测试样本分数显示，人在 20 岁出头时能达到顶峰。因此，鉴于专业领域不同，爱因斯坦的智力水平很可能在 20 多岁时已经达到顶峰，而莎士比亚（死于 52 岁生日当天）的认知能力则可能保持不断进步，直到生命尽头。

那 50 岁以后呢？你可能会这样问。至少在这项研究中，所有的认知功能，无一例外，都在 50 岁之后开始衰退。但有趣的是，另一项研究发现词汇量直到 65 岁左右才到达峰值，其被试都是通过互联网进行招募和测试的。造成这种差异的一个原因可能是，这些白发网民代表了一个更有力量的老年人群体——虽然已经年迈，仍在坚持参与智力刺激和知识扩展活动。

2016 年 11 月 8 日，美国民众开始投票选出下一任总统。美国总统，可说是世界上最有影响力的工作。这个世界领导角色的候选人是 69 岁的希拉里·克林顿（Hillary Clinton）和 70 岁的唐纳德·特朗普（Donald Trump）。最终后者获胜，成为美国历史上当选时年纪最大的总统。从上述证据可以清楚地看出，早在这个年龄之前，基本上所有的认知功能都已经从峰值开始下降。然而，像其他大多数行业一样，世界政治的最高阶层都是由那些早已度过最佳状态的人支配。为什么会这样？其中一种可能性是，虽然认知功能在晚年逐渐衰减，但他们在特定的角色或行业中拥有的丰富经验所带来的益处更大。当你拥有更深入的知识，或者更丰富的类似经验时，就更有可能做出最优决策。事实上，由于老年人的原始认知能力下降，在策略层面，他们可能不得不更依赖于重复运用先前经验带来的知识。

　　在大多数人的工作时间里，世界在技术和社会层面都十分复杂，很难衡量我们是否随着年龄增长而改变了策略。但在更受控的环境中，我们找到的证据表明，随着年龄的增长，人们确实会使用不同的认知策略，有时甚至会用不同的脑网络来完成相同的工作。另一项基于网络的研究选用了超过1万名被试，年龄分布在10至70岁，要求每个人花4分钟来观看黑白照片，这些照片会缓缓融化、变形、慢慢过渡成下一张照片。被试需要就照片场景是在城市还是山区做出判断，并且通过按键做出决定。在这个非常简单的测试中，研究者计划了4种不同的认知功能测量方式。其中两种方式探索被试有多擅长手头的任务，大致上说，就是测量他们对图片的反应有多么准确一致。另外两种测量的不是任务技能，而是被试对待任务的态度——图片开始改变时，他们的反应速度如何，以及在不确定的情况下他们愿意做出反应的程度。后两种测量方式让我们发现，不同的人对待这种任务时会采取不同的策略：当你感受到照片的轻微变化时，是会立即按下按键，还是等到自己十分确定时再按？

　　年龄对这些方面有什么影响？针对任务能力的两种测试结

果显示出了很典型的生命周期曲线：从 10 到 16 岁，表现迅速进步；从 16 到 40 岁，发展速度比之前慢了许多；此后，表现开始变差。但是，针对态度的两种测试则得到了截然不同的结果，最"大胆"或"冲动"的反应 —— 也就是说，一旦认为自己看到了变化，就更可能立即按下按钮 —— 常见于十五六岁的人。在这个年龄之后，行为的保守化趋势呈线性发展，也就是说，随着年龄增长，被试的反应变得越来越不冲动。

完成在线认知测试时所经历的 4 分钟时间，很可能不是你一天中最激动的时刻，当然也可能不是最具挑战性的时刻。对大多数人来说，我们在工作中所面临的挑战需要的并非天生的智力，而是我们将智力应用于复杂的社会环境中的能力，同时，其他能力 —— 如影响、哄骗、理解潜台词、管理期望和达成共识 —— 也都是关键因素。因此，对"为什么组织中级别最高的人往往年龄较大"的第二个可能解释是，他们通过毕生的积累学会了情感或社交技巧，这使得他们达成的效果往往比年轻的同事更好。

社交和情感技能是脑功能的一个非常有趣的方面，它与我们目前划分的核心认知领域保持着相对独立的发展。无论处于什么文化之中，我们都能读懂婴儿的表情，后者可被视为一种天生的行为。3 个月大的婴儿可以分辨出快乐、惊讶和愤怒的面孔，这种惊人的壮举建立在出生时极不成熟的视觉系统基础上。在 1 岁左右，孩子们开始将他人的面部表情作为线索，理解周围事件的意义。

　　然而，能够辨别他人情绪并不意味着可以处理、控制自己的情绪，许多人认为老年人在后一方面做得特别好。两位加利福尼亚州的研究人员苏珊·查尔斯（Susan Charles）和劳拉·卡斯滕森（Laura Carstensen）发现，老年人也可能更重视任务的情感方面，而年轻的成年人往往会忽略掉它们，从而在情绪相关的脑网络中显示出较低的活动性。"纯"（非情绪）认知网络的效率会随着年龄增长而降低。一方面，这可能会导致忽略或抑制信息的情感方面变得更难，下决定也变得更难——比如说，随着年龄增长，你更难拒绝自己不想要的提议，因为与年轻时相比，你对提议者的感受更敏感。另一方面，它也许会造成（或迫使）信息处理速度变慢，从而让人有更多的时间来反思，将问题的情感方面纳入思考范畴，从而引出了可能"更明智"的方案。

▷ 脑的一生

　　很显然，脑功能的某些方面在生命的早期就发展到了最优状态，另一些方面则会在未来几十年的过程中慢慢发展。埃及法老图坦卡蒙（Tutankhamun）登上王位时才 9 岁，并统治了 9 年时间，人们认为他的统治非常成功。而在现代，我们也许不希望将国家或公司交给还没到青春期的少年管理。但在人类历史上,直到离我们很近的年代,预期寿命仍会受到食物供应、疾病和体格等因素的限制,晚年时的脑功能对生存或生活质量产生的影响则相对较小。现在,我们的寿命更长,尤其是工作时间比过去长很多,更好地了解不同脑功能的高峰和低谷,可能是学会让智能保持毕生丰富的关键。成年早期较强的原始认知加工能力可能无法持续一生,然而,与其哀悼这些随时间而逝的东西,还不如享受知识的积累和加工风格的改变带来的好处。撇开幼儿期的最初几年,从很小的时候开始,我们的脑可能就已经足够好了,足以帮助我们生存和成长。如果足够幸运的话,至少在圣经所谓的"一辈子"里(也就是在 70 岁之前),我们还可以保持这种状态,尽管脑确实在不断减慢、萎缩。

那么,关于脑随着年龄增长而改变的方式,现在我们已经了解了一些知识。但年龄并不是唯一能引发认知功能变化的东西。接下来看看其他事物对脑的影响吧。

第 **5** 章

好日子和坏日子：脑功能是如何变化的

　　昂贵的新式智能手表显示，萨莉昨晚睡了 7 小时 23 分钟，其中 3 小时 7 分钟是深度睡眠。早餐之前，她跑了 5 公里（3.1英里），早餐进食 450 卡路里，包括 18 克蛋白质。20 分钟之前，她喝了今天的第二杯咖啡。现在她坐下来打开电脑，开始这一天的工作，感觉自己正处于认知的巅峰状态。真的是这样吗？

　　上一章我们讨论了一生里，在从发展到衰退的渐变中，人脑结构在宏观和微观层面上发生改变，从而导致脑功能的最佳状态呈现出不断变化的模式。所以我们已经知道，脑是一个动态发展的器官。但是它到底有多动态呢？在一场冗长的会议收尾时，我们会感觉脑像是死掉了一样；在一场狂欢夜宴后的清晨，我们会感觉自己的认知出现了障碍……这是否真的反映了脑运作的可测量性差异？在这一章中，我们将探讨正常的脑功能的可变性，以及在一年又一年、一刻又一刻的时间里，那些我们做了或没做的事情，会以什么样的方式导致脑功能出现高峰和低谷。

▷ 测量脑的变化

要了解任何一种脑功能的变化有多大，前提是测量它。正如你已经想到的，测量活人脑中的活动并非易事。首先，大脑受到外界的保护，其主要卫士是头骨，另外还有肌肉、皮肤和不同数量的头发，等等。所以我们无法直接观看或触摸它。除了罕见的特例，为了避免可能造成的破坏，我们也不能插入科学仪器来直接接触它。为此，我们开发了一些技术来代替直接观测，以非侵入性的方式测量脑功能的各个方面。

这种帮助我们建立脑结构［或其构成方式（如血流）及活动方式］图像的技术，被人们称为神经成像技术。你可能曾经见过来自电子计算机断层扫描（CT）或磁共振成像（MRI）扫描的图像，这些图像有点像 X 光片，但已经有所优化，可以显示不同类型软组织之间的差异，而不仅限于硬的骨头。它们能对脑结构进行扫描快照，对于测量重大变化非常有用。这些重大变化包括由老化引起的萎缩，或由中风、肿瘤及头部损伤等导致的脑损伤。

如果随着时间变化不断扫描脑的快照，然后将这些图像中的数据交给一些非常聪明的统计学者，就有可能建立起一个完整的图像，用以反映某个时期内脑的变化。这是所谓的功能磁共振成像（fMRI）的基础。通过这种技术，人们能在短短几分钟内拍下数百张 MRI 图像，用以测量脑中血流的变化。更具体地说，fMRI 测量的是血液（实际上测的是血液中血红蛋白携带的氧）是如何被移动到脑的不同区域的。我们可以做出这样的假设，哪个脑区域需要更多氧气，就说明它此刻的工作强度更大。因此，通过比较完成两项不同任务（如一道简单的数学题和一道比较难的题）时的 fMRI 图像，就可以测量出脑中的哪些区域工作得更卖力，或者说，可以测出为了解决更难的问题，需要增加哪些脑区的投入。

另外一些测量脑功能的技术不需要人进入扫描机器，所以当你没机会使用这些巨大且昂贵的工具时，这些方法会更有用。一种常见的方法是脑电图（EEG）。虽然硅谷的新兴企业正在尝试建造漂亮、酷炫的 EEG 设备，但标准的科研级脑电图仪器的主体通常是个看起来像头骨一样的帽子，这顶帽子上面有一根伸出来的电线，并内置几十个电极，直接与头皮相接触。有时，为了让头皮和电极之间连接得更好，我们还会挤进去一些黏性物质。脑电图的原理是，当脑电波通过头部时，对电波活动的位置和速度进行测量。这些电波反映了大脑不同区域神经元的放电。由于头骨和皮肉阻隔在脑和机器之间，因此，与 MRI 不同，脑电图不是一种非常精确的测量脑活动的方法。但是，由于电波活动比血液运动更快，在测量脑活动的时间方面，EEG 数据比 MRI 的精确度更高。

第三种测量脑活动的方法，比 fMRI 或 EEG 更间接，但通常也更便宜更容易，那就是心理学实验。在这些实验中，志愿者被要求完成一项任务或谜题，这些任务常常因几十年的使用而得到了细化和标准化。漫长的使用历史意味着我们对每项任务背后的神经科学背景都有很深的了解，如成功完成它需要哪些脑区域或网络，任务的执行如何受年龄、性别和教育水平等因素的影响，患有某种特定疾病的患者是否在任务中表现出了特定的损伤模式，以及特定药物是否可能改善或恶化任务表现。

常用的任务之一是河内塔（Tower of Hanoi）或伦敦塔（Tower of London）。它最初的形式看起来像是简单的儿童游戏。首先，在桌上垂直放 3 根杆和 3 个直径不同的圆盘。将圆盘从小到大堆叠在其中一根杆上，最小的圆盘位于顶部，最大的圆盘位于底部。游戏的目的是将所有圆盘移动到另一根杆上，必须同时遵守 3 条规则：一次只能移动一个圆盘；较小的圆盘永远不能放在较大的圆盘下面；每次移动的只能是堆在最上面的圆盘。如果只有 3 个圆盘，这个任务还比较容易，通过 7 次以上移动就能解决。但是，如果游戏包括了七八个圆盘，完成

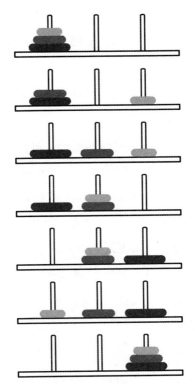

图 5 只有 3 个圆盘的河内塔，最少可通过 7 次移动解决

起来就要困难得多。

河内塔原本是一个数学问题，由法国数学家爱都华·卢卡斯（Edouard Lucas）于 1883 年提出。它可以通过数学策略来系统地解决，移动次数为 2^n-1 次（ n 是圆盘的数目）。在 20 世纪 80

年代，伦敦的研究者蒂姆·夏利斯（Tim Shallice）将河内塔改编成伦敦塔：测试原理相同，差别在于每次都给志愿者不同的目标，以便可以反复使用，对认知的某些方面进行测试。夏利斯提出，额叶受脑损伤影响的人特别难以完成这项任务。随后的研究要求健康的志愿者在大脑扫描仪中完成这项任务，证实了这一任务确实会激活部分前额皮层。对于大多数非数学家的普通人来说，要完成更难的任务，必须先制订一个计划或策略，在实施计划的同时，还得通过工作记忆来随时追踪手头的事情。由于这些都是前额皮层的关键功能，所以当人们的前额叶皮层功能处于最佳状态时，毫无疑问也能在这一任务中表现得最好。反过来讲，儿童、老人以及患有精神分裂症和注意力缺陷多动障碍（ADHD，又称多动症，会影响这一脑区）的患者，完成这一任务的难度较大。

你会发现，在这种形式下，人们并不直接测量脑活动，而是在前人研究基础上，根据志愿者的回答或反应进行推断。尽管与摆弄那些昂贵的仪器相比，做这种实验没那么有趣，但是针对脑功能的瞬间变化和长期转变，设计精巧的心理学实验都可以得出令人惊喜的精确答案。

还有最后一个问题。上述技术能够很好地探索普通人脑中的内容，或者至少是同意参加心理学研究的普通人脑中的内容。然而，如果你想了解人脑的多变性，就需要研究更多的人。最大型的研究往往是流行病学研究（"流行病学"的词根为"流行"，意思是那些在人群中很常见的东西）。在理想情况下，这些研究囊括了全部人口，因此得出的结论也不仅关于普通人的脑，还包括了国民中的变异量。虽然我们没有时间和金钱用扫描仪器把所有人都扫一遍，但有时候可以利用其他涵盖了整个人群的数据，例如医疗、学校记录或事故统计数据，此外在一部分国家里，研究人员还可以使用征募群众服兵役时收集的数据。

因此，当我们想了解脑的某个方面时，往往会在以下两类技术之间进行选择，其中一类可以提供非常详细的、针对极少数人的数据，另一类则可以提供涵盖大量人群的浅层数据。如果我们足够幸运，这些回答问题的不同方式提供的证据最终会指向相同的结论。

讲够了技术性问题，此时此刻，当你读到这句话时，对自己的脑了解得怎么样？

▷ 神经与季节

除了老化的单向过程外，其他一些长期趋势也很可能正在影响你的脑。请放飞思绪，相信此刻自己正在晚春的户外，阳光灿烂，温度恰好，刚刚好温暖到可以脱掉毛衣。只要你不是生活在赤道附近，在接下来的几个月里，白天会越来越长，平均温度逐步升高，而你所接触到的紫外线也会比冬天多得多。

面对这样美好的天气，也许你会更频繁地骑自行车或步行出门，而不是开车。你可以优哉游哉地在公园、花园里游玩，将家里窗户全都推开，不再需要与朋友、家人和同事反复共享密闭在室内循环的空气、感冒和其他病毒。可以说，我们很多人在夏天时都感觉更健康、更快乐。但这与脑直接相关吗？

"冬季忧郁"，或者说季节性情感障碍（SAD），作为一种临床疾病，在居住在热带以外的人群中很常见。我们大多数人也可能会经历其中一部分症状。例如，在美国马里兰州的一项研究中，92% 的人报告说他们发现自己的情绪和行为存在季节性变化；27% 的人感觉这些变化存在问题；4% 至 10% 的人达到了 SAD 的诊断标准。

SAD 只是与季节有关的几种脑疾病之一。世界各地对双相情感障碍患者（有时也可以称为躁狂抑郁症）的研究显示，躁狂发作的高峰期在春季和夏季，而抑郁则高发于初冬。其中的一个原因可能是睡眠模式的季节性变化，对一部分人来说，这种变化似乎是即将到来的躁狂或抑郁发作的早期预警信号，而对另一部分人来说，则确实能引发情绪转变。

流行病学研究发现，季节对其他脑相关疾病风险也有影响。众所周知，出生在冬春季节的婴儿的精神分裂症患病风险比夏秋季节的更高。截至目前，我们还不清楚这究竟是由什么原因引起的，但很可能与神经发育关键时期（妊娠晚期）的季节性风险有关。其中一个季节性风险是孕妇的流行性感冒或其他传染性疾病。第二个是维生素 D 缺乏症，它也可能与其他脑疾病（如自闭症和多发性硬化症）有关。一部分维生素 D 可以从饮食中获得，但大部分需要通过晒太阳而产生。由于我们在室内的时间越来越长，喜欢用防晒霜，越来越担心皮肤癌及阳光照射导致皱纹产生，许多国家人民的维生素 D 水平都正在下降。而那些全年都缺乏强烈日晒的国家到了冬天，人们会严重缺乏维生素 D。事实上，即使在一些全年阳光充足的国家，维生素 D 缺乏也是很常见的问题。阿联酋的一家医院通过抽取血液样本发现，阿联酋国民中 86% 的人维生素 D 水平偏低，而在非阿联酋人民的血液样本中，却只发现了 79% 的人偏低；此外，还有 28% 的阿联酋国民和 18% 的游客极度缺乏维生素 D。文化服饰和习俗可能导致阿联酋人民晒太阳的机会减少，但即使在不太存在这一问题的国家，维生素 D 水平偏低的现象也很普遍。例如，在澳大利亚，根据估算，大约 1/3 的成年人维生素 D 水平偏低。

关于季节性因素对脑发育和长期健康的影响，大规模的研究揭示了一部分有趣的结果。然而在如今，即使是生活在远离赤道地区的人，行为上的季节性差异也相对微妙。如果我们把普通的工作日分为三个部分 —— 工作、休闲和睡眠，会发现无论是夏天还是冬天，打发时间的区别都相对较小。在温暖的 7 月和冰冷的 1 月，我们度过空闲夜晚的方式可能稍微有那么点不同。至少对于那些从事室内工作的人来说，工作时间不受季节的影响,睡眠模式也不受影响。现代技术涵盖了集中供暖、防水服装和可靠的运输方式等方面,这意味着,我们的生活方式受到季节变化的影响可能比祖先小得多。你可能会注意到,拥有全球供应链的超市造成了这样的影响,打个比方,只要你愿意,你可以在一年中的任何时候品尝草莓,欣赏在当地阳光下成熟的草莓的滋味。

这种稳定的无季节性的营养来源与我们的祖先大不相同,而且也有别于所有野生生物。对大多数物种来说,食物供应的季节性变化决定了行为的巨大变化 —— 如鲸、羚羊或燕子每年都进行迁徙。人们认为,几乎对于所有的物种来说,食物供应是决定生殖周期时间的关键因素,包括了所有与之相关的筑巢、长角和颜色变化等行为。相比之下,人类行为和情绪的季节变化看起来很小。因此,如果我们想要了解在季节流转时,脑会发生什么变化,其中一个很不错的办法就是去观察那些脑比我们更小的物种,它们的季节性行为变化往往远大于我们。

▷ 跟随鸟儿

由于鸣叫、迁徙、羽毛变化和筑巢等表现,鸟儿成了季节变迁的缩影。自古以来,我们就将第一只燕子的出现视为春天的开端。不同品种的鸟的季节性行为各有不同,但其他方面十分相似,我们可以对这些行为和脑之间的关系做出推断(或者至少做出很到位的猜测）。

在鸟类和人类的脑中，人们特别关注的一个区域是海马。在这两个物种身上，海马对记忆至关重要，特别是对于空间记忆。海马受损的鸟类表现出了许多问题，比如难以找到先前储存食物的地方，难以找到正确方向，难以识别地标等。对空间导航需求大的鸟类海马也大，例如信鸽的海马就大于其他鸽类，而迁徙亚种的海马大于不迁徙的鸟类。不过，这些差异反映的是进化适应（即整个物种的基因程序起的作用），抑或仅仅是某些个体大量使用海马的练习结果？

在长达一生的时间里，脑结构会根据我们如何使用它而不断进行调整适应。在一个著名的例子中，研究人员通过脑部扫描来测量伦敦出租车司机的海马大小。作为出租车司机，他们必须学习的"知识"就是掌握整个伦敦的心理地图，以方便自己在两个点之间找到最佳路线。研究者发现，随着司机经历艰苦的训练过程，学习更多的伦敦地标，海马也变大了。事实上，哪怕出租车司机不再从事这份工作，过去的职业生涯越长，海马的变化也就越大，这表明一旦掌握了布局和"知识"之后，即便不再持续学习，多年来与伦敦街道打的交道仍然在他们的大脑上留下了印记。在 GPS 时代，任何一部智能手机都能让用户成为 Uber 司机，我们还会看到这些职业驱动的海马变化吗？由于脑功能在很大程度是以"用进废退"原则为基础的，我们可能无法看到这种变化了。

在鸟类世界中，北美一种山雀的海马已经得到了专门的研究。山雀不会迁徙，在秋冬季节，由于食物资源越来越稀缺，因此它们不管在哪找到食物，都有强烈的储存倾向。相反，在食物充沛的春夏，它们似乎不爱储存食物。通过对山雀海马的仔细研究，人们发现其大小和性质都显示出了季节性的变化模式，海马和单个神经元的尺寸会持续增长，在10月左右达到高峰——这正是食物储存季节的开始。

如果人脑也和鸟一样随着季节变迁而变化，那么，这些变化是行为季节性变化的结果还是原因？举个例子，假设你在夏天起得更早，运动得更多，我们很难知道脑功能出现变化是由于这些行为的改变，还是直接源于更长的白天和更高的温度。在日常生活中，很难将这些相互关联的事物区分开来，因为我们无法控制外部的季节性线索。但最近一项颇具趣味性的研究成功地做到了这一点。比利时列日大学的研究人员要求28名健康志愿者在完全没有季节性线索的环境中生活四天半，不管志愿者会在哪个季节参与进来，都确保环境和志愿者行为的各个方面全部恒定不变。在一整年的每个季节中，他们都对志愿者进行了许多生理和认知方面的测试。这个实验最聪明的部分在于，毫无季节性线索的环境类似一种清洗期，因此足以说明，在夏季和冬季的测试中所看到的任何差异，都不是环境或行为的任何直接差异（如光照时间或测试时的温度）导致的，因为这些对每个人都始终保持恒定。反过来说，在不同季节参与测试的志愿者之间出现的任何差异，都只能归因于随着季节而逐渐转变的生理和认知的作用。从本质上说，研究者测出的认知和心理差异，可完全归因于季节本身，而不是季节造成的行为变化。

研究人员假设，人们的认知任务在夏至前后会表现得较好，到了冬至前后则较为糟糕。事实上，他们发现，认知得分在整个季节变化不大，但 fMRI 扫描显示，执行认知任务的脑网络却有相当大的季节性变化。例如，执行需要持续注意的任务时，在仲夏时节激活的脑区较多，而在隆冬时节则较少。这说明了两种可能性，要么脑本来就有不同的可备用资源，要么脑在不同季节需要使用不同资源来完成相同的任务。

持续注意需要的认知水平相对较低。另一个更具智力挑战性的认知任务则表现出与之不同的季节性模式，脑激活的差异在春秋分前后达到高峰。有趣的是，这与先前的一些研究相吻合，说明与高水平的认知功能相比，低水平的认知功能受到的季节性影响更大。

更大型的研究探索了在北极圈内生活的人群的认知功能，北极圈内的日照时间在一年内变化极大，在深冬会出现长达 24 小时的极夜，在盛夏则会出现长达 24 小时的极昼。一般来说，生活在这些纬度上的人，认知功能会表现出相对较少的季节性变化。如上所述，这可能是因为脑功能做出了改变，用以补偿季节变动的影响，因此，生活在此类极端环境中的人们，不论身处哪个季节，都可以很好地适应认知功能。另一种解释是，日光照射时间过短的人（特别是不适应这种环境的人）更可能选择离开这些地区。

因此，我们可以想象一种脑功能的年度循环，它可能是由日光、气候以及根据环境而变化的行为直接驱动的。那么，其他生物性或社会性的周期又如何呢？

▷ 生物周期与"一孕傻三年"

有人认为，月经周期会影响多个管理认知和情绪的脑区。一些证据表明，经期中的女性（性激素雌二醇的水平最高）在工作记忆任务上表现得更好。另外，与情绪关系更紧密的功能（如情绪的识别和情绪记忆的嵌入），会在月经期的后半段（黄体酮水平开始升高）达到峰值。

在怀孕期间，性激素的变化导致身体结构和功能都出现了巨大的变化。许多女性杂志，实际上也包括了许多妇女本身，都提到过怀孕期间的"孕傻"现象，即孕期认知功能的暂时性恶化，尤其表现在短时记忆上。有一小部分研究通过从孕产班招募少数孕妇，再将这些孕妇的认知分数与她们未怀孕的朋友进行对比，得出了相同结论。很多貌似挺有道理的原因说明，怀孕可能会影响脑功能：怀孕导致黄体酮和雌二醇在身体和脑中大幅增加，至少对于初次怀孕的准妈妈来说，这是一个巨大的生命变化。因此，发现怀孕会对脑有所影响，我们可能不会感到惊讶。问题在于，你认为怀孕会使认知功能变差，还是变好？

咕齿类动物的怀孕伴随着记忆力和认知能力的提高，而不是恶化。怀孕的老鼠在走迷宫和识别物体上的表现优于未怀孕的老鼠，而且在紧张的情况下它们也更能保持平静。由于人类和老鼠的大多数母体行为都很相似，并且由大脑的相同部分控制，一群澳大利亚研究者由此产生怀疑。他们想，为什么怀孕会对人类和老鼠的认知产生相反的影响？他们认为，回答这个问题的最佳方法是招募一组能够代表普通人群的年轻妇女，通过反复测试来追踪她们的认知功能，不管她们在接下来的几年里是否生育了孩子。在这项研究的前 8 年，于 20 岁到 24 岁开始加入研究的 1000 多名女性中，有将近 200 个人有了孩子。参加研究时，所有的女性都做了 4 种认知测试，然后分别在 4 年后和 8 年后重复参与这些认知测试。共有 76 名女性正好在孕期接受了测试。

与以前的研究不同，本次研究做过多重评估，拥有庞大而具有代表性的妇女样本，能够更仔细地观察怀孕和生育对认知功能的影响。研究人员没有发现生育影响认知功能的证据：在这 8 年中，有孩子和没有孩子的妇女之间的任何测试都没有差异。在怀孕期间进行认知测试的女性，与未怀孕女性的得分也没有显著差异。这一研究与从前的研究结果不同，可能的解释是由于一些孕妇报告的问题并非因为怀孕本身，而是发生在怀孕期间的其他常见问题，包括睡眠剥夺、焦虑，等等。这些问题可能会影响记忆力，而那些最经常被招募到以前研究中的孕妇，遭遇这些困境的可能性比那些没有怀孕的朋友高。

另一种可能性是，研究人员测量的认知功能只囊括了几个方面，错过了怀孕期间更容易改变的其他方面。记忆可能是怀孕老鼠最具进化意义的认知功能，但对怀孕的人来说，却可能不是最重要的技能。当孕妇全身心地准备照顾一个无助的新生儿时，比起对他人需求和情绪的高度敏感性，记忆可能没有那么重要。

理解他人的面部表情、阅读他人的情绪、推断他人的情感，这些能力本身就是认知功能的重要方面，通常被归类为"社会认知"（social cognition）。现在已经有相当多的证据表明，社会认知及其依赖的脑区，确实会被怀孕改变。你可以认为，在为母亲这一新角色做准备时，人们进行了一种认知重组：将更多的认知资源用于照料技能，付出的代价则是减弱认知功能的其他方面，因为它们对孩子的健康不那么重要。

2016 年 12 月，巴塞罗那的研究者首次报告了证据，在脑中发现了这种认知重组现象。他们对初产母亲孕前、孕后分别做了脑部扫描并进行对比，发现在怀孕之后，与社会认知相关的区域网络中出现了显著的灰质减少。然后，研究人员又向前走了一步，追踪了孩子出生两年后的女性。他们曾记录过的脑变化仍然存在，观察到的变化量与母亲依恋测试的得分有关。也就是说，母亲依恋程度越高，怀孕导致的脑变化也就越大，这说明存在着这样一种机制，为了应对养育孩子的挑战，脑会做出自我调整。这些变化非常明确，以至于我们可以通过一个女性的脑部扫描图像，用计算机算法准确地判断出她是否已经怀孕。

可见，大的生理周期对我们的脑有很大影响。对一些人来说，工作会导致生理功能的周期性循环，这些生理功能又可能对心理健康和脑功能的其他方面产生影响。想一想压力水平的月度变化模式吧，比如说，雄心勃勃的推销员，必须在月末之前完成销售目标；航空公司机组人员必须应对时差持续引发的昼夜节律紊乱；需要轮转上夜班的工人同样如此。事实上，即使是那些朝九晚五在办公室工作的人，在工作日和非工作日的行为模式也可能有很大的不同。在非工作时间里，我们最主要和最明显的行为就是睡眠，我们一生中大约会花费 25 万个小时用来睡觉。事实证明睡眠对脑功能真的非常非常重要。

▷ 睡眠的魔力

睡眠对脑大有用处。例如，睡眠能将新学到的事物固定在我们的记忆中。用科学术语来讲，睡眠有助于巩固记忆。许多实验研究表明，在学习新的事物、体验新的事件或练习新的技能之后，睡眠有助于巩固记忆。有帮助的不仅是持续整夜的睡眠，也包括了较短的睡眠模式：在一些研究中，仅仅几分钟的午睡就显示出对记忆保持的益处。而在许多年之后，人们仍能检测到午睡的效果，它有助于提高人们成功回忆往事的可能性。

你可能已经知道，以一整晚上的睡眠来讲，大约每90分钟是一个周期，每个周期分为不同的睡眠阶段。不同阶段的长度不仅会随着年龄的增长而变化，在单个夜晚中也有所变化。脑电图研究表明，在一场良好睡眠的开端，我们的慢波睡眠（SWS）时间往往较长，这通常也被称为"深度睡眠"。而在后半夜里，我们在快速眼动睡眠（REM）阶段花的时间更长。

因此，即使是睡眠模式上的细微变化——比如说周一早上比周日起得早——也会导致各个睡眠阶段的长度变化。这是很重要的，因为在不同睡眠阶段，脑中有关记忆的过程有些细微的区别。特别明显的是，慢波睡眠似乎有助于巩固陈述性记忆，也就是那些能够有意识回忆的部分。另一方面，快速眼动睡眠则似乎对情绪性记忆和程序性学习更重要。

随着年龄增长，我们睡觉的时间越来越短，越来越碎片化，导致一部分人推测，这可能解释了健康老化和神经退行性疾病（如阿尔茨海默病）中都存在的认知功能的部分衰退。在生命的另一端，青少年的睡眠模式由于未必符合学校与家庭的时间表而颇受非议。青少年的生理节奏与社会对他们的要求不匹配，如果这导致了睡眠不足，则确实是个值得注意的问题。对一小部分青少年的实验研究发现，在需要保持高度警觉的任务里，睡眠不足往往会使他们表现不佳。相反，睡眠时间加长或质量改善，往往能促进工作记忆提升。因此，睡眠不足的青少年，在学校学习时显然无法处于最佳的认知状态。事实上，睡眠不足在所有年龄段都会造成认知障碍：在一项大胆的研究中，人们剥夺了幼儿习惯的午睡时间，然后要求他们来解决一个无法解决的难题。这些被剥夺了午睡的两三岁孩子表现得比实际年龄更幼稚，他们处理任务的有效性变低，即使发现了难题可能根本无法解决的证据，也更愿意坚持下去。

　　睡眠如此重要，以至于我们可能误认为很多事（例如生病、饥饿或时差）会影响认知能力——其实，它们只是导致了睡眠紊乱，从而间接地影响了认知能力。有趣的是，当整个人群都出现睡眠障碍时（在缺乏阳光的国家每年都会出现两次），我们可以从发生致命事故的数量中看出警觉性和决策能力的微小差异。特别是在启用夏令时之后的早晨，很多人减少了一个小时的睡眠时间，因此，致命事故的数量就增加了。而在夏令时结束之后，由于人们可以多睡一个小时，早上出现事故的状况就变少了。由此，我们或许应该在春夏来临时特别小心，照顾好自己，留意自己的行动。

▷ 优化生活的每一天

　　每日变化的其他因素带来的影响相对较小，但也可能随着时间的推移而累积起来，变得更为重要。例如，我们知道，脑的运转需要足够的营养，长期的营养不足会导致各种严重的脑问题。维生素 B_{12} 有助于保持良好的髓鞘（髓鞘就是覆盖在神经元表面的脂肪鞘，以便神经元有效地发送远程信号），维生素 D 和 B_9（叶酸）都与认知功能有关，并且可能对各种形式的神经和精神疾病有重要影响。较短期的营养不足，例如一段低血糖期，也会对脑功能产生很大的影响，而在极端低血糖（通常见于糖尿病患者或耐力运动狂热爱好者）情况下，它甚至可以完全摧毁复杂的认知功能。但在不那么极端的情况下，很难考察在考试前吃一顿好早餐能有什么影响。许多相关研究都是由早餐－麦片公司进行的，正如你所料，对这个问题的调查与它们自身间存在很大的利益因素。因此，许多研究并非完全不偏不倚。但总的来说，为脑提供缓释能量的早餐对一天来说确实是很好的开始，不管是对孩子的学业质量，还是对成年人的正式测试。

　　萨莉喜欢在早餐前跑步，这种方式怎么样？心血管健康与脑健康之间有着非常紧密的联系，很明显，经常锻炼的人患脑疾病（包括中风、痴呆和抑郁症等）的风险较低。然而，你很难用未来几十年里疾病发展的微小区别，来激励自己穿上跑鞋。

所以，也许更好的办法是对即时性的改善有更深入的了解。换句话说，如果你今天要做一个大型演讲，早上应该多在床上躺30分钟，还是去跑步？在睡了一夜好觉（在一个重要日子的前夜并不一定能做到）的前提下，答案很可能是——去跑步吧。现在有相当多的证据表明，体育锻炼可以促使认知功能的短期改善，也有助于脑的长期健康。我们将在第8章里对后者进行更深入的讨论。但现在，你只能接受这个结论，真的没有借口逃避运动……

▷ 每时每刻的变化

脑在每时每刻的波动量有多大，并不是一个备受关注的话题。研究人员通常认为，对认知能力、局部血流量或其他任何脑标记物的测量，可能会受到实验时间的影响（包括在一天的几点钟、一周中的哪一天、一年中的什么季节）。这些事物连同被试昨晚吃的东西，早上喝不喝咖啡、是否抽烟等因素，通常都被视为随机误差的来源。这些因素可以相互抵消，在整个实验中整体保持稳定，因此，不会对实验结果造成太大影响。

即使是如此小的影响，也会产生实际的后果。近年来最令人惊讶的研究之一，是分析一天中的时刻对一些经验丰富的以色列专家所做决策的影响。和我们其他人一样，这些被试的决策能力似乎同样会受到疲劳、咖啡和午休的影响。然而，与我们大多数人不同的是，他们的决策对他人的人生产生了直接影响，因为这些专家是在假释委员会工作的法官。时间对决策的影响之大令人瞠目结舌：每天第一个申请假释的犯人被释放的可能性大约高达 65%；但对于茶休之前来的最后一个犯人而言，被释放的可能性接近于零。

针对安全重点行业（如操作大型车辆和机器）工作者的工作休息和时间，法律或雇主都做了强制性规定。而对于我们一般人来说，即便认知能力在次优状态下运行，后果看起来也不是那么危险。你可以想象，以色列囚犯被拒绝假释时，绝不会有这样轻松的感觉。

对于认知能力每时每刻的变化，另一个重要驱动力更难以衡量，却极为重要 —— 你承受的压力有多大，是否会随着时间推移而加剧。虽然压力不是一种具体的医疗诊断，但我们都知道它意味着什么，以及它是什么样的感觉。除非你是在极为宁静的平行宇宙中读到本书，否则，你应该体验过突发的"战斗或逃跑"反应的生理效果：由交感神经系统控制的肾上腺素和其他激素的级联反应。它的目标是释放能量，为强体力活动做好生理准备；这些变化带来的负面作用是恶心反胃和口干舌燥。如果你需要逃离一只老虎，这种生理上的觉醒是非常有用的。然而，当你前去面试、做一个重要的商业报告或者大型演讲时，就未必想要这样的变化了。在这种状况下，你真正想要的是清晰思考、从容说话，以及冷静应对任何困难的能力。

那么，"战斗或逃跑"反应引起的神经化学的急性变化，对心理状态和认知功能有什么影响？坊间经验告诉我们，它可能有两种影响。有时候，额外的压力会让你的思维更加清晰，就像一个歌手在海量观众面前表演时那样。也有一些时候，压力过大，我们就只能沉默了。生理唤醒让性能提高到某个程度，然后就会使其逐渐恶化，这种观点被称为耶克斯 – 多德森定律（Yerkes-Dodson Law）。这一定律最初源自实验研究，研究者探索了不同强度的电击对小鼠学习的影响，尽管许多数据质疑了这一定律，但它仍是大多数心理学入门教科书中流行的理论。

老鼠遭受的电击与富足的现代人常常经历的那些急性和慢性压力源之间有着极大的区别。因此，试图了解生理唤醒和行为表现之间的关系，在某种程度上讲已经是一种进步。最近的一项研究招募了 91 个被试，随机抽选他们在高压力或低压力下准备和发表演讲的情况。高压力组的被试被告知要为自己辩护，针对的是（虚构的）商店行窃的指控；而低压力组的人则需要录制简短的视频，总结他们刚刚阅读的一篇旅游文章。研究者对演讲中的每一句话都进行了仔细的编码，并测量了被试的心率和皮质醇激素水平（所谓皮质醇就是在压力下释放出来的激素，可作为测量压力的指标）。跟你想象中一样，当人们辩护自己没有偷窃时，皮质醇水平和心率都比较高。然而，演讲的质量似乎并没有受到这种压力源的影响。平均来看，这两组使用词汇的数量相当，而低压力组中的人用了更多的"不流利"词，如"嗯"和"呃"等。有趣的是，在压力较高的情况下，人们更倾向于在演讲中停顿。研究人员认为，处理压力会减少演讲时所拥有的认知资源数量，导致他们形成下一个想法和措辞的速度变慢。

我们希望你能全神贯注地阅读这本书，如果你做到了，就基本上不会意识到周围发生了什么——过路人的对话，孩子们在外面玩耍，甚或周遭环境中的噪音、光线和温度的微小变化。如果你要同时、均等地注意所有这一切，就很难集中精力在任何事情上，也几乎无法阅读、理解或记住这段话。

大量的感官信息时时刻刻展现在我们面前，因此，人类非常擅长将注意力集中在其中的一小部分。几乎有一整个书架的心理学教科书，专门讨论如何精确过滤无关的信息，以及在什么样的条件下我们最擅长或完全无法过滤信息。我们的注意力是否像一个可调节的聚光灯——能在较浅的层次上摄取大量广泛的信息，或在很窄的范围内摄取一系列深入的信息？当我们执行多重任务（multi-tasking）时，真的只是在两个不同的需求之间迅速切换注意力吗？我们是否可以并行处理不同类型的信息，又是什么限制了我们这样做的能力？除了对心理学和神经科学教师很重要之外，这些问题在其他方面也很重要，因为它们在功能层面上定义了神经的限度。一个非常有趣的限制是关于时间的，它在毫秒水平上反映了脑功能：面对任何一个刺激，注意力能集中多长时间？

　　想象一下，你正在玩一个电脑游戏，一群贪婪的外星人在屏幕上飞快地向你飞来。你的工作是射杀坏的外星人，保留好的外星人。有个坏蛋来了！砰！打死了！但你完全没有发现，第二个坏蛋紧随其后。他吃了你。到底是什么杀死了你？认知心理学经常研究这种现象，将其称为注意瞬脱（attentional blink）。注意瞬脱非常有趣，因为它说明了脑在多个独立的信息包之间切换注意力的速度。一般来说，我们很擅长处理传入的视觉刺激，切换速度非常快，但如果其中一个是我们关注的目标，就会出现一种奇怪的失察状态。在我们的电脑游戏中，如果第二个外星人紧随第一个出现，比如说在 1/5 秒以内，你很可能会发现它。然而，随后的约 1/4 秒内，进来的目标不会引起你有意识的注意：你会看到，但不会注意到这第二个该感兴趣的目标。有些人认为，这种短暂的注意力缺失反映了脑在这段时间内处理信息能力的极限；另一些人认为，这是一种防止外来信息进入更高处理状态（如工作记忆及计划目标）的机制。

▷ **此时此刻，你使用了多少脑子？**

　　在这一章里，我们注意到了，脑在岁月的流逝中发生了相当大的变化：在整个一生中，我们的脑功能不断发展，达到高峰，然后开始下降。从迁徙的鸟类、孕妇和假释委员会法官的研究中，我们学到了脑中的细微变化有什么用，以及如何发挥作用，这些变化能够改变较为短期的框架。脑非常善于提供你每时每刻需要的功能。随着时间的推移，你度过光阴的方式会慢慢积累起来，最终导致脑中产生更持久更巨大的变化，正如我们在伦敦出租车司机身上看到的那样。你现在需要多少脑子，当然取决于你此刻想做什么——与此同时，也取决于你昨天、上周、上个月和短短几毫秒之前做过的所有事情。

所以我们可以说，健康的脑功能也会出现很大的变化。本书的第 3 部分将带领大家超越正常的变化，思考我们的脑会如何应对异常情况。

西蒙·凯尔博士的观点

西蒙·凯尔博士，英国牛津大学纳菲尔德临床神经科学部睡眠与昼夜神经科学研究所高级研究员。

西蒙是牛津一家令人振奋的新型多学科研究机构中的睡眠研究者，主要研究方向是了解睡眠、昼夜节律和健康之间的关系。他对引起睡眠障碍的原因以及如何进行睡眠管理特别感兴趣，同时也研究睡眠障碍与心理健康其他方面的相互作用。西蒙是牛津睡眠医学在线课程的主讲人，这是一门创新的研究生课程，培养的是未来的睡眠专家。

令人哭笑不得的是，就在拜访睡眠专家西蒙之前，简妮[①]

---

① 本书一位作者的昵称。——编者注

正好经历了一夜非常糟糕的睡眠。所以她非常想知道，为什么我们如此渴望睡眠？昨晚睡眠不足，会对今天的脑产生什么影响？

作者： 西蒙，非常感谢你接受这次访谈。那么，你能大致讲一讲我们为什么需要睡眠吗？

西蒙： 嗯，在生物学研究中，为了探索某个事物具备什么功能，我们往往会先去扰乱它。我们所知的睡眠对脑的作用，大多通过以下两种睡眠剥夺研究方式得来。第一种方式是采用严格的控制实验法，找一些睡眠正常的被试，限制他们睡眠时长不能超过某个限度，或是完全剥夺其睡眠。这样做了之后，我们发现，睡眠剥夺确实会降低认知能力，包括警觉、持续注意力和工作记忆等。每晚的睡眠时间若被限制在 5 小时以内，连续几晚之后，就会对认知产生累积的影响，导致越往后损害增长得越快。有趣的是，一些研究表明，几个周末的补眠——就像我们平时周末所做的那样——并不能完全恢复这种性能的减退。睡眠在巩固记忆方面能起到关键作用。研究清楚地表明，当实验干扰睡眠时，这种依赖于睡眠的记忆能力会受到损害，睡眠不足的第二天，被试学习信息的能力会显著降低。

但基于研究伦理，我们一次只能要求实验对象剥夺几天的睡眠。所以，另一种方法是研究那些本来就存在长期睡眠问题的人。我们将失眠症定义为难以入睡或难以维持睡眠状态，在英国生物样本库（UK Biobank）等处的大型研究中，我们发现大约 1/3 的人报告自己上个月存在频繁失眠症状。10% 的人报告这些问题持续了 3 个月以上，影响了他们的日间功能。在一系列身心健康问题（包括抑郁、焦虑、药物滥用、心脏病、中风、阿尔茨海默病）上，这些人的患病风险高于一般人。我们还不确定睡眠问题是否会导致其他疾病，也不确定它是不是其他疾病的早期症状。但我们从神经影像学研究得知，哪怕是没有其他疾病症状的失眠者，脑也确实会发生变化（如大脑皮层萎缩），这说明慢性睡眠障碍可能会对脑产生负面影响。

有趣的是，有些人在睡眠剥夺方面似乎很具韧性。因此，虽然我们能发现平均水平上的认知功能恶化，却仍有一小部分人的认知功能不会受到几天睡眠剥夺的影响，同时，还有一部分人的认知功能则特别容易受到睡眠剥夺的影响。这些有趣的个体差异确实是存在的，但我们仍未确知其原因。

作者：如果有人觉得自己睡眠不足，应该很担心吗？

西蒙：首先要说的是，大多数人的睡眠可能已经足够了。尽管媒体讨论了很多问题带来的负面影响，例如科学技术和现代忙碌生活，但通过元分析可以看出，在过去的 50 年里，人们的平均睡眠量没有变化。许多人在工作日减少睡眠量，是为了将更多的时间优先分配给工作或社交，周末再进行弥补。报告失眠症的人数确实越来越多了，然而，我们发现，很多人自认的睡眠时间和仪器测量的时间存在着很大的差异，在睡眠实验室里，自述有失眠症的人中大约有 1/3 存在这种现象。例如，有些人认为自己可能只睡了 5 小时，但测量表明，实际上的睡眠时间是 7 小时。

作者：那什么时候才应该担心呢？

西蒙：真正值得担心的问题是，比如说，你睡眠严重不足到很可能发生意外事故，或是工作时感到非常痛苦。人们低估了从睡眠剥夺期恢复的时间。研究人员让人们加入一个研究项目，连续 5 个晚上限制他们的睡眠时间，再让他们连续两夜充分睡够 10 小时，结束时，他们的认知功能仍没恢复正常。

如果你也有睡眠问题，可以尝试一些相对简单的举措，比如定期锻炼，养成规律的光照和睡眠计划，避免白天小睡和过多刺激。但如果以上措施你都做到了，也给自己留出了足够的睡眠时间，却仍然无法睡够想要的时间，或睡眠质量持续很差，就应该向医生求助。对于存在长期睡眠问题的患者，认知行为疗法（CBT）能够达到目前已知的最高治疗水平。CBT 是一种结构化的心理疗法，能针对导致睡眠不佳的思想和行为进行治疗。通常而言，关键是要在睡前创造适当的条件，这样我们就可以放松心态，使促进睡眠的生物驱动力（睡眠压力和昼夜节律）超过清醒驱力。

随着对睡眠神经科学了解的日益深入，我们意识到睡眠可能不是一件"全或无"的事情。最近牛津大学的一项研究表明，如果将小鼠的单个神经元都记录下来，你会发现，在同一大脑的同一时间,会有一些神经元处于睡眠状态,另一些则处于活跃状态。我们称之为"局部睡眠"(local sleep)。因此,有些时候,人们会在夜间意识到某些事情,尽管此时脑的整体可能都已经睡着了,但仍有一部分神经元处在清醒状态,还在思考和处理信息。这可能是人们感觉自己比实际上睡得更差的原因之一。

作者:我们到底需要多少脑子?

西蒙:我想我们需要它的全部!虽然,关于脑的观点可能需要更有针对性一些——因为应对不同任务、使用不同脑区的程度全都因人而异。通过对无意识和昏迷的研究,我们也得到了更清楚的认识,即使在这些特殊状态下,认知能力在一定程度上也可能存在。

超越极限
——我们能失去多少脑子

第 **6** 章

如有所失：不再完整时，脑还能正常使用吗

现在，让我们思考一下，当人类面临异乎寻常的挑战时，脑容量是如何突破极限的。你可能听过这样的传说，有些人因为别的原因进行脑扫描时，忽然发现脑中缺失了一小部分，而此时他们已经带着缺陷活了很多年了。经过这样的引导，我们会相信，这些人的生活完全正常，从未有出现明显问题的任何迹象。这种都市传说表明，即使缺失了重要部分，脑也能适应得很好。但这是真的吗？这是否表明，事实上，哪怕缺失了一部分脑，我们也能正常生活？如果真的是这样，那么，我们能承受多少损失呢？

现在我们来看这样一些例子，有些人从出生起就缺失了一部分脑组织，另一些人的问题则可能源于外伤或手术干预；也就是说，一部分脑损伤在一分钟内骤然发生，另一部分则较为缓慢。这些人在生活中的表现，也许能反映脑的适应性（也就是人们常说的可塑性，或者更精确地说是"神经可塑性"）和基本功能。我们也会思考，当脑在解剖学意义上并不完整时，是什么使人们得以正常生活。脑的其他部位是否能弥补丢失的部分？时间是否起了作用？跟完全发育成熟之后再遭遇创伤相比，如果脑在出生时就已少了一部分，那么，随着生长和发育，脑的剩余部分是不是能更好地接管缺失的功能？

探索脑如何应对损伤的一种方式是进行解剖，依次观察不同部位。通过这种方式，我们可以了解这些部位各自负责什么，如果失去其中某个部分，人体可能会受到怎样的影响。然后，我们可以进一步发现，如果脑中更大部件、更多区域受到影响，人体会面临什么后果。

▷ 从头开始：大脑

如前所述，大脑是脑部最大的一部分。作为一个整体，它负责的功能非常繁多，包括情感、学习和推理等高级功能，以及对触觉、视觉、听觉和语言的理解。大脑被分为两个半球，每个半球由四个主要部分构成：额叶、顶叶、颞叶和枕叶。每一部分都负责一系列不同的功能。

顶叶缺失的病例

科尔·科恩（Cole Cohen）是一位作家，拥有加利福尼亚艺术学院写作和批判研究的艺术硕士学位，曾入围贝克利斯奖（Bakeless Prize）及作家与写作协会非小说类奖。写作时她住在圣塔芭芭拉（Santa Barbara），担任加利福尼亚大学的活动和方案协调员。尽管她的智力始终高于平均水平，却一直都有学习障碍，以至于无法完成许多看似平凡的任务。

科尔难以判断时间和空间。她不能在没有手表计时的情况下感知时间的流逝，例如，站在路边时，她无法估算一辆迎面驶来的汽车会在 10 秒还是 30 秒内抵达身旁。她无法衡量时间流逝了 1 分钟、10 分钟还是 1 个小时，也不知道拥抱一个人要用多长时间。她会在超市迷路，甚至去熟悉的地方也找不着方向。她摸不透数字和金钱，这些东西就像是个谜。然而，尽管存在这么多困难，她去找很多专业人士检查、测试了无数次，但直到很多年后，才发现问题究竟出在哪里。科尔 26 岁时，发现自己的脑中有一个柠檬大小的洞。这个洞位于她的左顶叶，而左顶叶负责的功能——你一定不会惊讶——正是空间意识、感知物体和数学能力。

发现了洞之后，科尔想知道自己为什么既没有死，认知功能也没有高度受损。她的医生解释，这是因为洞出现在顶叶，她的额叶完整，功能也没有问题。也就是说，具有完整的顶叶似乎并非人类生存的必要条件。至少，如果你一出生就缺失了顶叶中相当大的一部分，仍然可以好好地成长、生活。科尔甚至还写了一本书，专门谈论自己的脑——《头等大事：我的脑及其他奇迹》（*Head Case: My Brain and Other Wonders*）。但她这样的案例极为罕见。事实上，据她所知，目前人们还没有发现第二个病例。当然，可能还有一些人的顶叶也有洞，但还没被发现，或是没被报道出来。我们无法确知，如果还有人遇到了类似的问题，他们现在也过得很好吗？还是因此遭遇了许多困难？

那么额叶呢？科尔的医生认为，如果这个洞位于她的额叶，结果可能会严重得多。

额叶缺失的病例

额叶是最大的脑叶，顾名思义，它正位于大脑前部的额头位置。它涉及许多功能，尤其是那些使我们成为独立的人类个体的功能，包括情绪表达、社会和性行为、判断和冲动控制、自发性、语言、记忆和运动控制。脑的这一部分如果出了问题，就会影响我们的生存和人格，并持续改变我们存在于世界的方式，以及人际关系——因为我们不再是曾经的自己了。

额叶遭遇外伤后，人格的显著变化与严重犯罪行为有关。1972年，一桩意外事故改变了普通人塞西尔·克莱顿（Cecil

Clayton）的人格。当时，他正在密苏里州的一家锯木厂工作，一片木头飞到他的头上，刺穿了颅骨直达脑部，导致医生不得不切除了他额叶的1/5。他从一位虔诚、朴实、勤劳、婚姻幸福的父亲，变成心怀满腔不可控的愤怒、出现幻觉、困惑、偏执，甚至有自杀念头的人。1996年，他被控谋杀了一名警官，2015年，他因此罪被判死刑而上了头条新闻。有人认为，因为他的人格是被事故改变的，所以不应将处于这种精神状态的人判处死刑。随后，最高法院禁止对精神失常和智力残疾者判决死刑，但他的死刑仍然继续执行。

除此之外，另一个美国人凯文·韦恩·邓拉普（Kevin Wayne Dunlap）被送往死刑区，因为他承认自己在肯塔基州杀害了3个孩子，入室袭击了一位妇女。他的律师们称他的行为令人困惑。他们说他在犯罪时过于冲动，无法表现出理性，根本没有尝试掩盖身份，而后又出乎意料地认罪，人们根本无法确定他是否知道自己究竟承认了些什么。在审判前6天，人们才发现凯文的大部分额叶都被破坏或缺失了，但检察官并不认为这一信息与案件有关。

通过这两个案例，尚不能确定额叶损伤是否会以任何方式引发犯罪行为，因为大多数遭受额叶损伤的人不会走上犯罪道路。然而，通过这些案例，我们确实可以浅窥额叶的生理变化对人的行为造成的巨大影响。

菲尼亚斯·盖奇（Phineas Gage）是心理学史上一个众所周

知的名字。1848 年，由于一桩不幸的意外事故，一根小撬棍完全穿透了他的头颅。当时他才 25 岁，是佛蒙特州一个铁路集团的工头，习惯于凡事亲力亲为。正在参与炸药爆破岩石的准备工作时，他不小心提前触发了爆炸，导致一个铁夯（类似撬棍般的工具）捣入他的左颧骨下方，穿过眼睛后部，从头顶飞出去了。令人惊讶的是，尽管菲尼亚斯居住在农村，远离医疗发达的大城市，能够获得的医疗也只是 19 世纪的水准，他还是活了下来。受伤一个多小时后，他终于见到一位医生。医生帮他止了血，设法防止感染。经过了一段时间的疗养，他仍然无法回到原来的工作岗位，最终当上了驿站马车的司机，后来又成了农民。虽然受过如此严重的伤，菲尼亚斯多年来仍过着充实高效的生活。尽管他看起来恢复得很好，没有任何部位出现过瘫痪等问题，但也并非毫无影响——有报告证明他的人格发生了显著的变化。铁路集团的前雇主认为他办事很有效率，是个"机灵而精明的商人"，但在事故之后，他变得无礼、急躁、爱说"最粗俗的脏话"，智力水平一如孩童。据估计，那个铁夯穿过了他的前额叶皮层。研究表明，脑中这个区域的损伤可以导致深刻的人格改变，却不会引发其他明显的神经病学问题。前额叶皮层与记忆、人格和调节行为的能力有关，这有助于解释在菲尼亚斯身上观察到的变化。

2010 年，奥运会金牌得主、荣获英帝国官佐勋衔的英国人詹姆斯·克拉克内尔（James Cracknel）在美国骑自行车时，被一辆油罐车撞倒，导致颅骨骨折、脑挫伤。医生表示，在事故中，他的大脑往前撞上了颅骨内侧，导致额叶受损。这次损伤使詹姆斯记忆力减退，变得容易受挫、脾气暴躁、固执而缺乏耐心。此外，他还失去了嗅觉和味觉。

额叶非常复杂，负责高层次、深奥微妙的功能，需要很长的时间才能成熟，会持续发展到二十几岁。这是否意味着，如果出了什么问题，它有更多机会来自我修复并重新布线？或者，这是否意味着，由于这样的复杂性需要更长的时间来构建，如果在这段时间发生什么事情，我们可能永远达不到正常成年后的复杂程度？我们将在这一章的最后一部分讨论儿童时期脑损伤带来的影响。

开始于颞叶的问题

现在是一种完全不同的事件：起因是一位不速之客。英国东部一位 50 岁的男子不幸成了一条绦虫的主人，它在他的脑中钻出了一条通道。在他回到故乡中国时，绦虫溜上了船，藏在他的脑子里，跟他一起自由驰骋整个世界。对此毫不知情的老人随后出现了一系列症状，包括头痛、癫痫发作、嗅觉改变、记忆力减退和右侧疼痛。MRI 扫描显示，他的右颞叶存在损伤（通常被神经学家称为脑部病变）。最初，人们并未发现绦虫，以为他得了结核病。4 年内，他进行了一系列的扫描，结果显示脑部病变是从右半球往左半球发展的，换句话说，他们找到了绦虫行进的路径。最终，医生通过活检确认了绦虫所在，并将

其切除。这名男子服用了一种抗寄生虫绦虫的药物，并在 2014
年被复诊为恢复良好。

　　一想到有个东西正在吃你的脑子，就足以害怕到颤抖，但
更糟糕的是，绦虫在这个人的脑中生活了好几年，它的旅程就
记录在扫描胶片上。负责该病例的医生说，患者在感染过程中，
出现了各种不同性质的神经症状。这大概是因为绦虫穿越脑部
时，影响到了不同的部位，而每一个部位的功能都各不相同。
虽然有关绦虫的证据最初出现在颞叶中，但随着它的移动，它
损害了更多脑区，引发了更广泛的症状。

▷ 脑的两个半球

　　在这类绦虫入侵的病例中，人脑的多个区域可能都会受到
影响，从而体验到大量问题。然而，大脑的 4 个叶不是分开独
立工作的，它们能够相互协调，以半个大脑（一个半球）作为
整体协同运作。正常情况下，大脑左半球控制着身体的右侧，
右半球则控制着身体的左侧。然而，这两个半球并非互成镜像，
而是各自具有独特的功能。例如，左半球更多地处理语言、沟
通，以及对信息的详细分析，右半球则更重视空间意识、解释
和记忆视觉信息，并将这些信息结合起来创造出更大的画面。
但对一些人来说，两个半球的专业化并没有那么重要，有一个
就可以凑合用了。这些人不够幸运，没有得到两个完整的半球。

他们可能缺失了其中的一部分，甚至整个半球。

失去一个脑半球的病例

德国的一位年轻女士，出生时就只有一个脑半球。当她长到三岁半时，身体左侧出现了短暂的非自主抽搐，于是被送去做扫描，结果发现她的脑中没有右半球。尽管她的身体一侧出现了一些问题，但针对抽搐的治疗很成功，而除此之外，她的健康状况还不错。于是她继续上学，也能够进行那些需要身体两侧协作的活动，如轮滑和自行车。在这个女孩 10 岁时，格拉斯哥大学（University of Glasgow）的神经心理学家拉尔斯·莫克利（Lars Muckli）开始研究她的视力，莫克利认为她"机灵、迷人、聪明"，心理功能正常，完全能过上充实丰富的生活。

这位德国女孩也只有一只可以正常使用的眼睛 —— 左眼。莫克利对她的视觉特别感兴趣，因为它极为特殊 —— 能做到一些其他人从未发现的事情。通常，我们的脑从两只眼睛接收不同的视觉信息，并将它们组合在一起，形成一幅我们所看到的完整画面。从本质上讲，我们是用双眼共同形成一个整体形象，这就是所谓的"双目视觉"（binocular vision）。然而，这位德国姑娘只有一只眼睛拥有完整的视觉。一般来说，每只眼睛接收的信息会被映射到大脑的相对侧，即右眼的信息映射在左半球，反之亦然。德国姑娘脑部的迷人之处在于，她左眼（唯一能正常使用的眼睛）的神经纤维本来应与右半球相连，但她的右半球已经缺失，因此，神经纤维转而改道左半球。此外，左半球的相关区域也已经适应了处理左侧视觉——这通常是右半球的工作。脑部的重新布线意味着这个女孩只通过一只眼睛也能获得近乎完美的视觉。

脑能在逆境中重塑自我，这是非常了不起的能力。作为对研究结果的回应，莫克利提出，虽然我们知道脑能表现出惊人的可塑性，但令人惊讶的是，这位年轻女士脑中仅存的半球对缺失的那一半适应、弥补得如此完善。虽然没有其他类似病例记录在案，但可能还有其他人的脑也以类似方式适应了困境。

与德国女孩情况恰好相反的是米歇尔·麦克（Michelle Mack），她失去了左脑。当她还是个婴儿时，父母就知道这孩子有点不太对劲，但直到她 27 岁，脑部扫描才揭示了原因。脑的左侧通常与语言和沟通有关，而米歇尔的右脑似乎已经取代左脑，拥有了一些原本会丢失的功能。事实上，她的语言能力相当正常——但似乎付出了一定代价。一般情况下，右脑会参与视觉和空间处理，这些功能对米歇尔来说很困难。美国国立卫生研究院的认知神经科主任乔丹·格拉夫曼（Jordan Grafman）医生对米歇尔的问题进行诊断，推测在她的发展过程中，右脑忙于承担原本属于左脑的功能，结果导致右脑自身技能发展不完善。虽然米歇尔经历了从难以控制情绪到容易迷路等一系列问题，但更令人赞叹的是，缺失了这么大一部分脑之后，她还能完成这么多事情。

当然，这些病例都将这样一个问题摆在了人们面前：是否仅在一出生就缺少一个半球的情况下，脑才能随着发育而发展、适应，乃至重新布线？在脑发育到一定程度之后再失去一个半球，它还能有多大的适应性呢？

如果脑的一半被人为切除

想象一下，外科医生要切掉你半个脑……如果你的脑非常健康、运作正常，这当然是不太可能发生的，但是，一些严重的癫痫发作患者，在无法通过服药痊愈时，确实会面临这个令人难以置信的决定。癫痫发作是脑中不受控制的电活动的结果。这种活动通常从脑中某个独立区域开始，随即扩散到其他区域。然而，有些人脑中的电活动可能没有初始焦点，会在同侧半球内的多个地方突然出现。

切除脑的一个半球，可以阻止电子脉冲从脑的一侧传播到另一侧，从而减少癫痫发作。

对一些患者来说，脑半球切除术可能只是切除某个半球的一部分；但对另一些患者，则需要切除整个半球。这种听起来非常极端的疗法，部分来自维多利亚时代的医生们的实践——人尽皆知，他们的医术并不以精细高明著称。确实，脑半球切除术已经存在了很长时间，但是在首次被证实有效之后，已经逐步细化了许多年。第一个已知的例子是在 19 世纪末的一只狗身上进行的，而第一次人体治疗发生在 20 世纪 20 年代，位于巴尔的摩市的约翰·霍普金斯大学。尽管你可能认为这种手术非常罕见，但从整体上看，每年仅在美国进行的脑半球切除术就超过了 100 例，记录下来的结果也非常好。

脑半球切除术可以在任何年龄进行，但越年轻的患者似乎恢复得越好，因为剩下的一半大脑往往能逐步取代被摘除的半球的功能。针对已进行过脑半球切除术的儿童的研究发现，不仅癫痫发作减少了，而且因为大脑的另一侧发展出了新的能力，感觉、运动和语言功能也有所恢复。应该注意的是，严重的癫痫发作本身会抑制正常的发育，所以切除有问题的半球可以让脑的发展机会得以进一步拓展。在这些案例中，脑的可塑性得到了前所未有的清晰证明，切除了如此大比例的脑组织之后，明显的重新布线能促使脑非常有效地适应变化。

以艾登·加拉赫（Aiden Gallagher）为例。2003 年，这个具有非凡背景的平凡孩子在 NBC 电视台的新闻节目中出场。他来自俄亥俄州，当时只有 10 岁，正在上学，喜欢运动。然而，从 3 岁开始，他就只剩下了一半的脑。作为一个蹒跚学步的孩子，严重的癫痫发作对他的生活和发展产生了巨大的影响。他的父亲描述了艾登当时如何忘记了字母表和数数，他从前学会的知识似乎正在慢慢溜走。

艾登做了脑半球切除术，手术后恢复良好，一周内就可以绕着操场跑圈，癫痫也没有再发作过。他只是 186 个脑半球切除术患者中的一员，美国研究人员阿桑·穆萨（Ahsan Moosa）

及其同事对这些病例进行了回顾，跟踪长期效果。他们发现，这一手术成功地显著减少了癫痫发作，尽管许多患者在阅读和语言方面出现了一定的损伤，但总体上仍表现良好。然而，值得注意的是，就那些接受了脑半球切除术的人而言，如果切除了左半球，身体右半侧的肢体往往会失去一部分运动能力，反之亦然。同样类型的对侧视力受损问题也常常出现。

胼胝体缺失的病例

正如大脑的 4 个叶不能分离运作一样，两个半球同样也需要协作。将两个脑半球连接起来的部位被称为胼胝体，是一种能在脑半球之间传递运动、感觉和认知信息的神经纤维束。

并非每个人都有胼胝体。尽管胼胝体发育不全（这一结构部分或完全缺失）是一种罕见的疾病，却也是最常见的脑部畸形之一，患病率大约为万分之 0.5 至万分之 70。正如你想象的那样，胼胝体发育不全会导致脑内沟通出现问题。然而，令人惊讶的是，一出生就没有胼胝体与后期手术切除胼胝体，对人的影响似乎并不一样。那些经手术切除胼胝体的患者，往往会出现半球之间传递信息的失败经历，可以称之为离断综合征（disconnection syndrome）。相比之下，那些从来就没有胼胝体的人似乎不会出现这种症状，脑半球之间能够愉快交流。这种神秘现象让神经科学家困扰了几十年。近年来，来自里约热内卢和牛津的研究人员使用脑成像和心理测试仔细观察出生时就没有胼胝体的人。他们的研究结果表明，这些人的脑能够广泛地重新布线，产生新的电路，来弥补正常通信路径的缺失。研究人员提出，这种效应只能在人的发展早期阶段发生，只有在生长发育的过程中，轴突才可以被转移到新的路径上。他们认为，这有助于解释为什么那些手术切除胼胝体的人无法重构脑半球之间的联系。一言以蔽之，一切都太晚了。

尽管脑的可塑性堪称惊人，但事情也没有那么称心如意。许多从出生就没有胼胝体的人，实际上患有许多健康问题，而且往往存在其他的医学症状。常见的问题包括智力障碍、视力和言语问题、癫痫发作、饮食问题和行为问题。然而，个人受这些问题影响的程度范围很广，可能很"轻微"，也可能很"严重"。在实践中，缺失胼胝体的人通常会遭遇技能学习上的延迟，例如行走、说话或阅读都比一般孩子更晚；运动协调能力差，尤其是需要四肢协调的技能（例如骑自行车）；此外，心理问题和社会加工问题都会随年龄增长而变得更加明显。

▷ 大脑之外

关于大脑的问题我们已经讲得够多了，事实上，大脑的后面下方还有小脑。好吧，如果你有小脑的话，它就应该是在那个位置。

某一天，一位 24 岁的中国妇女前往医院，抱怨自己头晕，不能稳定地行走，感到恶心，有呕吐现象。医生进行了各种检查，包括脑部 CT 扫描。这时，发现了一个异乎寻常的现象：她的小脑不见了，本来应该是小脑的地方只有一个充满液体的空洞。这位女士怎么会活到 24 岁，而完全没发现异常呢？她已婚，有一个女儿，她的怀孕和分娩在医学上都很正常。她的父母、兄弟姐妹显然都没有任何神经问题。所以在此之前，她一直过着正常的生活，没有出现任何迹象吗？她的脑部是否用其他部分代替了小脑功能，因此完全适应了没有小脑的现状？

不完全是这样。原来，这位女士多年来一直头晕目眩，不能稳定地行走。她的母亲表示，女儿直到 4 岁才能独立站立，7 岁才开始独立行走。她从来不能跑跳，直到 6 岁才讲出能让人听懂的话。她从没上过学。她的声音有轻微的颤抖，发音模糊，整体的运动技能也有轻微受损。

她被诊断为原发性小脑发育不全（primary cerebellar agenesis）——在医学文献中，她是这种疾病报告出来的第 9 例。因此，正如你所见，一出生就没有小脑确实非常罕见，更罕见的是发现一个成年人在没有小脑的情况下生活得很不错。许多一出生就患有原发性小脑发育不全的患者具有显著的发育异常（通常与其他缺陷相关），可能只有在尸检时才会被发现小脑缺失。虽然这位中国女士的功能不完全正常，发育也比别人迟缓，但她代表了一个非凡的例子 —— 人脑在童年生长发育时能做出多么惊人的调整适应。

　　另一位毕生都没有小脑的人是住在马萨诸塞州波士顿的 31 岁男子乔纳森·凯勒（Jonathan Keleher）。与中国女士不同，乔纳森的脑部异常是在 5 岁时通过脑扫描发现的。据他母亲说，他学坐、走路和说话都太晚了，而医务人员没能找到原因。他接受过语言障碍矫正和物理疗法，最后做了一个脑部扫描，才终于找到了症结。马萨诸塞州总医院的神经学家杰里米·施马曼（Jeremy Schmahmann）医生对扫描结果进行了评价，发现那里有很多空洞。乔纳森的平衡能力有问题，他说话的方式被别人描述为"与众不同"。然而，他尽管在生理上存在一些问题，却仍能从事文职工作，独立生活。

　　他尝试过开车，但他的脑无法对周围所有交通信息和自己的反射、动作进行协调。此外，受损的不仅仅是他的生理方面。在心理方面，他难以处理复杂的情绪，不太知道应该如何在社交场合行动或表达情绪。在成长的过程中，大多数人自然而然地学会了这些，但对于乔纳森来说，他无法自己学会，必须得有人专门教导。施马曼医生说，要学习这些事物，他必须训练脑中其他区域，来完成本应由小脑承担的任务。

　　那么，小脑到底有什么用？这一结构占脑总重量的 10% 左右，尽管它比大脑小得多，但它的皮质却包含了更多的神经元——因其密度更大。小脑在人的运动和协调中起着关键的作用，包括完成复杂动作，如手眼并用来穿针。它也涉及运动学习，包括在人生中学过的一切运动过程，如行走、说话、攀爬等。因此，孩子的小脑出现任何问题都会对运动发展产生显著影响。从本质上说，小脑计划、调节和管理躯体、四肢和眼睛的运动。与一般的社会智力不同，有时我们可以称之为"技术智力"。几十年来，施马曼医生一直在研究小脑，他认为脑的这一部分有一个主要目的，就是让笨拙的动作或功能变得更精细。

乔纳森和中国女士的案例表明，小脑显然具有重要的功能，但对生命并非不可或缺。没有它，人们也可以生活得相当好——虽然他们确实需要其他人的支持来应对一些难题。如果我们有小脑，当然会生活得更好，但我们也许未必需要绝对完整的小脑。如果完全没有小脑的人都能活下去，则或许可以说明，我们的小脑确实存在冗余的部分。

简单地考虑一下这种可能性。如果你可以在完全缺失小脑的情况下生活，那么，在你拥有小脑的前提下，它的大小重要吗？好吧，一些研究表明，小脑越大，精细动作技巧和语言记忆就越好。对老年人的研究还发现小脑的灰质和一般认知能力存在相关——灰质越多，一般认知能力就越好。在神经科学领域中，几乎所有关注都给了辉煌夺目的大脑。但事实证明，小脑的神经元数量是大脑的 4 倍，现在，研究人员开始意识到它涉及多少重要的功能。在整个进化过程中，人类的小脑扩展得非常快，一些研究者认为这表明在人脑的进步发展中，技术智力至少与社会智力同样重要。学习复杂动作序列时，感觉和运动控制非常重要，所以小脑的进化能让人类的技术能力变得越来越复杂。反过来，这可能也为额外的社会技能与互动能力铺平了道路。例如，小脑似乎有助于将音节协调成快速、平稳、有节奏、有组织的声音，从而促进语言的发展。

▷ 脑不仅仅是各个部分的总和

此前，我们谈到了许多缺少某些脑组织的人，但当然，有些人脑中不止一个区域受到疾病侵袭。

当莎朗·帕克尔（Sharon Parker）还是个孩子的时候，医生就告诉她，她的脑体积最多不超过正常脑的 15%，然而，现在她的智商是 113（高于平均水平）。婴儿时，她有脑积水，俗称"脑子进水"。过量的液体将她的脑部推向颅骨边缘，导致头部肿胀。然而，当问题被发现并处理时，液体已经积聚了 9 个月，以至于她的脑部中间出现了一个大洞。然而，令人惊奇的是，为了适应这种生理压力，她的脑通过自我调整来适应了这一不寻常的空间结构。她的脑贴着颅骨边缘形成，伸展并摊平了通常都卷曲盘绕着的表面，特别是额叶。同时，它还将一部分组织推到了颅骨的后方底部。事实上，莎朗并不是只有 15% 的脑，她的脑相当完整，只是形状很独特 —— 中心有一个大洞。虽然莎朗在短时记忆和数列记忆（如电话号码）上有一些困难，但如今的她在约克郡过着正常的生活。她成了一名护士，已经结婚，还生了 3 个孩子。

莎朗并不是唯一受儿童脑积水影响，在脑部中心出现大洞的人。一位法国公务员，也是两个孩子的父亲，在 40 多岁时发现自己存在健康问题。扫描显示，就像莎朗一样，他的脑被挤压到颅骨边缘，一些区域的皮质已经整体变薄了。他在 6 个月大时曾因脑积水而接受治疗。测试发现他的智商低于平均水平，但同样过着相当正常而美好的生活。

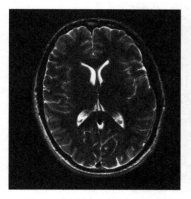

图 6A 一个"健康"大脑的 MRI 图像

来源：Courtesy of The Wolfson Brain Imaging Centre, University of Cambridge。

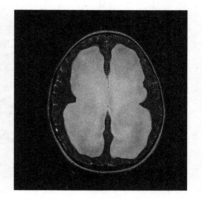

图 6B 侧脑室脑积水

来源：© Living Art Enterprises/Science Photo Library。

▷ 子弹的破坏路径

2011 年，美国亚利桑那州的一名女议员因被刺杀而上了国际新闻。加布里埃尔·吉佛斯（Gabrielle Giffords）在一家杂货店参加当地的政治活动时，头部遭遇枪击（还有几个人同样遭遇了枪击，共计 6 人死亡）。加布里埃尔在这次恐怖袭击中幸免于难。为了让大家能理解她的幸存有多难得，我们给大家提供一个数据，据估计，头部遭遇枪击的死亡率高达 90%。虽然很多因素都可能帮加布里埃尔幸存下来，但人们认为，其中一个原因是子弹造成脑损伤的位置。子弹只穿过了她的左脑，如果子弹完全穿过整个脑部，左右两边都受到影响，死亡的可能性会更高。加布里埃尔不仅活了下来，还继续撰写书籍，参与创立了一个组织，为完善美国枪支管理制度而努力。

虽然我们不知道加布里埃尔具体伤到了脑的哪个部分，却知道她随后经历了一系列健康问题。她的右胳膊和右腿瘫痪，语言也出现一定障碍，两个眼睛的视觉都很有限。

事实上，枪击和任何穿透颅骨与脑的物体都会造成范围很广的伤害，大多数情况下会导致死亡，但也有些人能从强大的灾难性伤害中活下来。伤害所在的位置及影响关键区域的多少，会带来不同的结果。根据美国神经外科医师协会（American Association of Neurological Surgeons）的说法，如果一颗子弹从右额叶穿过额部造成贯通伤，但伤口远高于颅底，临床损伤则可能相对轻微 —— 因为没有损坏最重要的脑组织或血管结构。然而，类似的子弹贯通伤，如果从左额叶进去，向下穿到颞叶和脑干，则可能是毁灭性的，因为它击伤了最重要的脑组织，也很可能损伤颅内的重要血管。

某个物体穿过脑部，造成极大伤害之后，虽然有些人确实能够生存下来，却不太可能像之前一样重回日常生活。几乎所有人都会留下长期的残疾。当然，除了别的因素之外，健康问题的性质和严重程度也取决于损伤的位置。例如，额叶受损与小脑受损可能会产生完全不同的结果：前者可能导致明显的人格改变，后者可能导致行为笨拙。

▷ 如果脑的整体小于预期呢？

在 2016 年巴西奥运会即将到来之际，一场病毒爆发横扫南美洲，并向世界其他地方蔓延。虽然这种叫 Zika 的病毒在健康成年人中引起的症状相对温和，但如果孕妇感染上了这种病毒，生下来的婴儿有一部分可能会出现发育异常。这部分儿童出现的一系列健康问题中就包括了头小畸形（microcephaly），即婴儿的头部比预期小得多。头小畸形婴儿的图像上了许多报纸头条。婴儿的头部很小，是因为脑部发育不足。头小畸形可以分为不同程度，这决定了个体一生中可能受到多大影响。一些天生头小畸形的儿童智力正常，没有特殊的认知问题；另一些则可能遇到许多问题，包括达到发展里程碑的时间较晚，具有听力、视力、饮食、运动和平衡问题以及智力障碍。

另一种导致脑部显著缩小的发育障碍是无脑症（anencephaly）。这种罕见的情况是神经管缺陷导致的，故而婴儿一出生就缺少部分脑和颅骨。不幸的是，无脑症婴儿在短短几天之内就会死亡，有时甚至只能存活几个小时。人类根本无法面对这种程度的发展挑战并生存下去。

▷ 关于我们需要多少脑子，现在我们知道了多少？

在缺失一部分脑的情况下，人类显然可以生存下来，很多时候还能一直活到寿终正寝，但这通常需要付出代价。人一旦缺失了一部分脑，往往会在生理、行为或情感上受到影响，而严重程度则各不相同。然而，正如案例研究所显示的，问题的性质很大程度上取决于究竟缺失了脑的哪一部分。科尔·科恩失去了顶叶，在时间、空间意识和数字上存在问题；而那些额叶受损的人，则在人格上发生了重大变化，这改变了他们存在于世界的方式。许多做过脑半球切除术的人，在肢体、视觉和言语上丧失了一部分运动能力。加布里埃尔头部左侧中弹后，便表现出了类似症状。乔纳森和中国的年轻女士同样缺少小脑，他们要很晚才达到正常的发展里程碑，动作和言语都很笨拙。这些方面与那些胼胝体缺失的患者类似，但后者在协调方面有其他独特问题，尤其是在需要脑的两个半球协同工作的时候。

脑要如何适应这种结构化的损失？脑可以持续不断地重组自我，脑细胞能够建构新的连接，并改造它们的活动路径。脑的不断重组与更新，可能是学习和经验的结果，也可能源自损害（包括受伤和疾病）。人们曾经认为，脑只能在发育过程中创造新的路径，也就是说，只能在小时候进行重组。但现在我们已经观察到，成人的脑也具有一定可塑性，可以重新布线以适应不断变化的局部环境。这是一般原理，但在分子和细胞层面上究竟发生了什么样的神经可塑性活动，截至目前科学家仍未找到答案。尽管如此，可塑性原则已经被用于康复计划，帮助那些脑部受损的个体恢复和调整。

　　研究发现，在脑损伤后的几周到几个月内就会出现大量的自发性恢复。不仅如此，脑对损伤的反应方式与正常脑发育过程中的分子和细胞变化相似。正如幼儿需要丰富和充满刺激的环境才能最大限度地学习和发展，为了生长新的脑细胞，促进脑的适应过程，脑损伤的个体同样需要刺激和反复不断的练习，无论是针对身体还是认知的改善任务。然而，康复活动的时机可能是成功恢复重要的认知或身体功能的关键。促进新神经元和新路径生长的各种生物因素，似乎只能在损伤后相对较短的时间内受到刺激，因此可能存在一个让康复活动最有效的最佳时期。为此，医生往往倾向于将最开始的几小时、几天和几周作为一个人康复过程中最重要的时期，而患者在这段时间内的表现，往往是长期预后 ① 的良好指标。

---

① 预后是指预测疾病的可能病程和结局。——译者注

▷ 青春重于经验？

我们观察到的许多病例似乎表明，同样是缺失了一部分脑组织，如果发生在童年发育期间，脑的重新调整和适应效果则较好。如果是外伤导致脑损伤的情况，这也同样合乎逻辑：儿童的脑比成人的可塑性更高，因此更擅长改变路径、保持功能。但是孩子真的恢复得更好吗？许多研究表明，经历脑损伤的儿童可以恢复良好，脑能够有效地重新布线，以弥补可能因脑部受损或缺失造成的功能消失。然而，我们也知道，许多儿童在小时候受伤，结果遭受了永久性和致残性的脑损伤。因此，发育中的脑能应对的变化显然是有限的。有证据表明，脑损伤可能破坏人类发展的正常道路。和成年人一样，儿童脑损伤可能带来明显的生理后果和能力变化，如运动或感觉方面的问题。然而，与成年人不同的是，这种损伤对孩子的影响可能要在很多年后才会全部显露出来。虽然有些孩子最初似乎能与同龄人保持同步，达到发展的里程碑的时间也相差无几，但在未来的若干年内，差距可能会慢慢浮现。例如，一个脑损伤的幼儿也许能完成当前年龄正常、典型、简单的活动；但是当他们成长为青少年时，更复杂的任务可能会让他们陷入困境，比如规划时间，或者正常的社会和情绪行为。我得强调一遍，时机非常重要。其重要程度与以下几个因素相差无几：损伤的性质和严重程度、基因组成（genetic make-up）、社会背景和家庭环境，以及康复服务状况等。

我们得说，脑损伤的成年人也有适应和恢复的能力，然而，必须承认，老年人脑损伤后康复的速度较慢。令人沮丧的是，许多能力都会随着年龄的增长而走下坡路，脑的内在可塑性也不例外。

▷ **也可能是你！**

当然，从出生就缺少一部分脑的案例非常罕见。据了解，只有少数人在没有完整大脑的情况下仍能正常生活。一定还存在更多的案例，只不过我们还不知道罢了，可能因为有些人生活在没那么方便做脑部扫描的地区，也可能没有人想过给他们做个扫描，或者这种脑缺失与其他问题搅和在一起，让他们以为这就是生活的本来面目。

弗格斯·格雷西博士的观点

弗格斯·格雷西博士，英国国家医疗服务体系基金会剑桥郡社区服务中心临床神经心理学顾问，英国东英吉利大学临床心理学系高级研究员。

弗格斯工作时经常接触额叶受伤的人。在他的描述中，那些人说话、走路看起来往往都很正常，实际上，在生活中的其他方面却存在着重大问题。哪怕病情恢复，他们的身体机能有所提升，更高层次的执行功能往往还有问题，甚至还可能进一步恶化。作为一名高级研究员，他正在寻找更多有关儿童和成人脑损伤的线索。

作者： 那么，弗格斯，为什么有些人的脑在遭遇损伤后适应得很好，而其他情况类似的人却不能做到呢？

弗格斯： 当然，损害越少，恢复越好，但其中仍然存在个体差异，一小部分原因与脑的个体差异有关，更大原因则在于人们所处的社会和物理环境。

脑损伤后，能促进可塑性的因素有许多。首先，环境能造成很大的差异。通过研究存在脑部病变的小鼠，布瑞恩·库伯（Brian Kolb）发现，拥有丰富环境的小鼠比其他小鼠恢复得更好。教育水平也与恢复有关，受伤前的教育水平越高，恢复状况越好。另外，也可能存在基因上的易损性。例如，在轻度创伤性脑损伤中，有一小部分人似乎会遭遇重大困境，甚至可能与他们的损伤程度不成比例。虽然目前的证据仍然十分有限，但基因组成可能使一部分人更容易受到伤害。儿童脑损伤的结果有非常大的差异性，家庭和父母的因素很重要。较低的压力和较多的父母关爱，能够促使孩子恢复得更好。影响康复的因素很多，但在临床工作中，只有家庭因素是显而易见的。

在急性期进行干预至关重要。例如，如果有人中风了，快速行动能减少初始伤害的结果；在脑出血后，迅速管理颅内压力有助于恢复得更好。从长远来看，一些切实可行的活动有助于人们恢复健康。例如，你可以做一些脑部训练，反复做某些任务或谜题，以促进脑中特定部位的活动和康复。然而，关于这种活动更广泛的益处，以及如何将其适用于日常生活，目前发现的证据十分有限。因为这些任务只对脑的一小部分有效，而不是整个脑，这对人生整体没有任何意义。我喜欢用这么一个例子，好比你让一个人去健身房，做具体的特定运动，每天反复锻炼二头肌，然后再把他带到足球场，指望他忽然成为足球高手。这当然是行不通的。你可能会培养出一位伟大的单臂举重运动员，但不可能让他成为其他方面的专家。

为了帮助患者康复，你需要了解这个人受伤之前的情况。例如，如果一个人在受伤之前就会用工具来帮助自己做计划，爱写日记，那么，他在康复过程中也更可能使用这些工具。你的目标是通过适当的工具和策略，尽量减少他们的困难，最大限度地发挥他们的能力。你需要找到他们的目标，确定他们希望从生活中获得什么。

作者： 关于脑的恢复，你能告诉我一些临床工作中的精彩病例吗？

弗格斯： 从某种角度来看，我所经历的每一项任务在每一个层面上都精彩非凡。要知道，我们见到过许多具有头部外伤的人，他们都在重症监护室毫无知觉地躺了一段时间。极其危险的状态可能持续数周，伤害的性质如此严重，以至于你会认为别无出路，只可能迎来一个坏的结果。在某种程度上，他们每个人的恢复过程及适应方式都是人间奇迹。

作者：在职业生涯中，你看到并听到过许多特殊情况，那么，你认为人类需要多少脑子？

弗格斯：需要脑的全部。我们对自己的脑的尊重程度仍然不够。我越是与脑受损的人一起工作，就越能意识到这一切的重要性。话虽如此，也有些人的脑虽然有一部分无法正常工作，却成就了非凡的事业。如果你要问，脑中的哪一部分是我最不希望遭到破坏或移除的，答案非常简单：额叶的任何部分，特别是眶额或腹内侧区。这些部位对整合情绪、做出决策起着关键的作用，并能巩固我们处理复杂情况（包括社会交往）的能力。

归根结底，如果有一小部分脑死了，那它就是死了。因此，要恢复脑功能，主要在于脑的自我重组，也事关一个人如何重新调整。这不仅是作为一个个体要完成的事情。有一种被称为"分布式认知"（distributed cognition）的理论，它指的是认知和知识具有共享性，会分布在我们周围的环境中。因此，一个人不需要知道或记住有关自己的一切。想想看，我们做许多重要的事时，有多么依赖别人的提醒和记忆。因此，在脑的某个功能很弱或已经缺失的情况下，如果环境中有某种东西能够加以补偿，我们就可以从中受益。想象一下，有脑损伤和交流障碍的人，可能会和某个人（如伴侣或父母）一起生活，他们对患者十分了解，也愿意花很多时间相互依靠，患者即使无法发出充分功能化的语言，也能理解对方试图表达的内容。实际上，他们能够成为一个联合沟通单元，与患者共同努力，使脑受损的患者得以发声。

　　如果失去了一丁点脑，我们就需要一个能够支持它的环境。这样话题又回到了环境丰富的重要性。当然，周围环境中发生的事情也会对我们的脑产生影响。当我们思考自己需要多少脑子时，也应该扪心自问，究竟需要多少事物环绕四周。脑和环境之间的相互作用非常关键。因此，理论上，如果你拥有很好的环境工具，就可以（承受）失去更多脑子。

第 **7** 章

遭遇攻击：某些部分持续恶化时，
脑会做何反应

　　我们已经看到，即便缺失了某些部分，脑也可以适应生活，但是，如果它遭受了长期性的攻击，又该如何应付？即使是那些脑在解剖学意义上十分完整的人，也可能在某个时期遭遇变故。我们的脑可能受到许多因素的攻击，疾病或环境挑战等问题都可能严重影响其功能。有些人经历了疾病或环境挑战，脑功能迅速恶化，一部分核心功能丢失；而另一些人遭遇了同样的问题，受到的影响却似乎较小，脑功能保持良好的时间更长。为什么会这样呢？这取决于脑的哪部分受到影响吗？还是在于个人情况、年龄，甚至仅仅是运气？对原本智商较高的人来说，一旦出现问题，日常功能受损会更严重吗？如果攻击从多个角度袭来，脑的可塑性是否能够持续保护自己，或者说，持续一段时间保护自己？

我们深入考虑了面对各种形式的攻击时，脑能应对到什么样的程度。同时，也考虑了需要高效运转的脑遭遇攻击时，其应对能力对脑组织的数量和质量意味着什么。我们观察了一系列脑受到攻击、做出反应的例子，并将它们大致分为两类：一类是主要与运动功能相关的疾病，另一类则主要与认知功能相关。这种划分方式相当简单粗暴，事实上，我们关注的许多疾病可能同时影响运动和认知功能，但要探索人脑可能面临的问题，分类仍然是一种有效的途径。此外，我们还会注意到一个共同的线索：脑部萎缩。萎缩是脑部面对攻击的常见反应之一，有可能部分萎缩，也可能整体萎缩。虽然这种现象常常都能观察到，但人们还不清楚这种萎缩实际上意味着什么，也不确定它是否暗示着我们可以失去一部分脑子。

▷ 运动问题

先从主要影响运动功能的脑受损开始吧。当疾病慢慢侵蚀身体机能时，脑会做何反应？很多神经性疾病都会影响人的运动控制，接下来我们会简单介绍其中两种：多发性硬化症（multiple sclerosis，MS）和运动神经元病（motor neurone disease，MND）。

媒体人物杰克·奥斯本（Jack Osbourne）是重金属歌手奥兹·奥斯本（Ozzy Osbourne）的儿子，直到失去右眼的大部分视力，他才第一次发觉自己身上有点问题。2012年，他被诊断为复发缓解型多发性硬化症（relapsing remitting multiple sclerosis），此时他工作顺利，妻子刚生下了一个孩子。

多发性硬化症是中枢神经系统最常见的疾病之一，全世界有近250万名患者。和杰克一样，大多数多发性硬化症患者在20至40岁之间确诊。多发性硬化症是一种慢性疾病，会损害脊髓和包括视神经在内的脑神经。得了这种疾病之后，免疫系统会攻击覆盖在神经上的保护性髓鞘，从而破坏脑和身体其他部分之间的交流，引发十分广泛的症状。受损的髓鞘形成疤痕组织（也就是"硬化"），患者因神经损伤而在多个区域产生疤痕组织，因此命名为"多发性硬化"。

根据病情从轻微到严重的程度，多发性硬化症通常被分为4种类型。根据神经损伤所在部位不同，症状可能出现在疲劳、肌肉控制、平衡、视觉、言语、移动性和认知（如思考、学习和计划）等方面。对杰克来说，最先出现问题的是视觉；而对其他人来说，多发性硬化症可能通过许多不同的方式表现，也许是突然出现的移动或平衡问题。

除了损害单个神经，这种疾病也会导致脑中的重大变化。

神经细胞被疾病破坏之后，脑可能会出现萎缩。哪怕在多发性硬化症早期阶段，也会出现脑萎缩现象。因此，脑萎缩是一种广泛接受的脑成像测量标准，可以用来判断患者的疾病程度。脑萎缩量与多发性硬化症造成的身体残疾和认知损害水平有一定的关联。有趣的是，灰质和白质受到疾病的影响程度也不一样，灰质萎缩的程度比白质更深，然而，目前仍不清楚最重要的损害是由灰质还是白质引起。如果能确定哪个部分的萎缩危害更大，也许未来我们就能知道，要维持脑功能有效运转，分别需要多少灰质和白质。同时，也能知道在不引发任何问题的前提下，我们可以失去多少灰质，又能损失多少白质。

必须思考的是，如果我们患上了一种无法治愈的进行性疾病，为什么要费心去测量究竟丢失了多少脑呢？首先，脑萎缩能够提供一些生物学线索，告诉我们脑在病程中发生了什么，从而为新疗法指引发展方向。其次，测量脑体积的减少量是判断新疗法是否有效的重要手段。虽然我们还无法让受损的脑组织再生，但一些临床试验已经证明，治疗可以降低脑体积的减少量，这最终可能影响到临床实践。

正如你想象的那样，由于多发性硬化症带来的神经损伤可以发生在身体的任何部位，因此，每个人受到的影响都不相同，个人经验存在巨大的差异。此外，随着时间的推移，病情进展也难以预料：有些人的症状会不断恶化，另一些人的病情则忽好忽坏。这就是为什么你经常听说有人疾病复发，即进入症状恶化期；也会听说有人疾病好转，症状减轻甚至消失。即使在那些患有同一类型多发性硬化症的患者之间，也存在着种种差异，我们仍不知道导致差异的原因。

从不同类型的多发性硬化症中可以清晰地看出，它不像一般疾病那样简单——想办法控制疾病，而后症状逐渐减轻。本章主要关注脑如何应对攻击，而在多发性硬化症中，这一难题似乎从开始就无法攻克。多发性硬化症的一个特征是，对于中枢神经系统炎症发作引起的神经问题，许多患者具有自发性的恢复功能。对于这些个体而言，在复发期间，大多数问题几乎可以在几天到几周内完全解决。对多发性硬化症脑部病变的研究揭示了一种分子协同反应，即各种蛋白质和分子可以做出协同反应，从而提供保护、帮助修复。再深入了解之后，我们会发现聪明的修复性生物机制或许还存在这样的潜力——消除炎症、修复大脑，甚至可能有利于处理其他神经系统疾病。

还记得"冰桶挑战"吗？在这场活动中，接受了挑战的人们将一桶冰水泼到自己头上，并在社交媒体发布视频。这一挑战与一项慈善活动有关，旨在为肌萎缩侧索硬化症（amyotrophic lateral sclerosis，ALS）研究筹集资金，也希望唤起大家对这种疾病的关注。ALS 是一种运动神经元病（Motor neurone disease），会造成渐进性的神经紊乱，导致严重的运动问题。

运动神经元病会逐步破坏脑和脊髓的运动神经元，慢慢使信息无法到达肌肉，患者也日渐虚弱消瘦。这种疾病会影响一个人走路、说话、吃饭、喝水乃至呼吸的能力。不幸的是，大多数的运动神经元病最终是致命的，目前还没有治愈的方法。实际上，运动神经元病存在许多不同类型，它们以不同的方式影响人们（虽然有一些重叠），不同的类型在症状和患者平均预期寿命方面都有差异。一种罕见的运动神经元病被称为原发性侧索硬化症（primary lateral sclerosis），患有这种疾病的人可以达到正常寿命。但更常见的运动神经元病（如肌萎缩侧索硬化症）则具有明显的寿命限制，确诊之后，大多数人活不过 5 年。

一些研究发现，肌萎缩侧索硬化症患者的脑有一定程度萎缩，特别在额叶和颞叶区域。脑萎缩是本章提及病症的共同主题，但这种病的萎缩部位尤其值得关注——以往人们认为肌萎缩侧索硬化症主要影响运动功能。而现在研究人员认为，额叶和颞叶的萎缩说明肌萎缩侧索硬化症可能不仅是一种运动神经元疾病，还能影响认知功能。迄今的证据表明，一部分运动神经元病患者在行为和认知方面都有变化，但这种变化的原因仍不清楚。也许，只有在特定区域的萎缩达到一定程度之后，才会表现出相应症状。以肌萎缩侧索硬化症患者为例，由于预期寿命较短，他们肯定不会受这一疾病带来的任何显著的认知缺陷困扰。

提到运动神经元病，我们往往会想起杰出的物理学家斯蒂芬·霍金（Stephen Hawking）教授，他勇于挑战逆境，远远超出了这种疾病的原有预期。21 岁时，他被诊断出肌萎缩侧索硬化症，预计寿命只剩下两年。在当时，这种预测似乎很合理，即使在医疗技术进步的今天，肌萎缩侧索硬化症确诊后，患者的平均寿命也只剩 2 至 5 年。截至我们写作本书时，70 多岁的霍金仍然活得好好的 ①，那么，为什么他比其他患者长寿得多呢？我们知道他非常聪明，也就是说，他的脑子超凡脱俗，那么，在某种程度上，这能更好地保护他免受伤害吗？（稍后，我们将探讨聪明是否有益于保护头脑，对抗疾病。）霍金在某种意义上是个超人，所以他就能抵御疾病带来的极端挑战吗？

部分原因可能是他在很年轻的时候就确诊了，而大部分患者五十多岁才被诊断出来。人们发现，那些在年轻时就患上肌萎缩侧索硬化症的人的生存率似乎更高，尽管还不知道为什么。这种发现引出了许多问题。年纪轻轻就患上这种疾病的人，在基因或生物学上有什么特殊之处吗？年轻人与老年人患上的疾病有什么区别吗？年轻的脑比年老的更擅长抵御疾病吗？是不是因为身体更健康，年轻人才能更好地抗击这种疾病，坚持更长时间？

许多年前，亚历克西斯（Alexis）住在剑桥霍金教授家对面，时不时会见到他。当然，遇见邻居不是什么出奇的事情。然而，一天晚上，当她开车拐弯回家时，她猛踩了一脚急刹，才没有撞到霍金！当时他正慢悠悠地坐着轮椅走到漆黑一片的

———————————
① 霍金教授已于 2018 年 3 月 14 日去世，享年 76 岁。——译者注

路中央。想象一下，如果真的撞上了，新闻标题可能是什么！

尽管我们介绍的两种疾病都是主要影响运动系统的神经退行性疾病，但它们之间仍有很大区别。虽然多发性硬化症及其影响千差万别，但患者通常能存活很长时间。相反，大多数运动神经元病患者在发病后几年内便会迅速残疾并死亡。多发性硬化症患者的认知问题比运动神经元病患者更大，而后者的身体损伤更重。多发性硬化症的发病年龄往往年轻许多，更常见于女性，而运动神经元病则高发于男性。因此，虽然主要受到影响的都是运动功能，但在受到不同疾病的攻击时，脑和身体的反应有很大区别。

从运动问题相关证据来看，很明显，我们无法轻易找出自己可以割舍的部分脑，因为脑在面对不同的挑战时，可以有许多不同的应对方式。也许，通过探索脑遭遇攻击时引发的认知问题，我们能找到更多答案。

▷ 认知问题

现在，让我们来谈谈主要损害脑部认知能力的疾病和其他问题。众所周知，随着年龄的增长，我们的认知功能逐渐衰退，敏锐程度大不如前。然而，对许多人来说，除了与年龄相关的正常衰退，许多其他事件也会对他们造成影响。以痴呆症（dementia）为例，这种渐进性综合征可能导致记忆丧失，并引发理解、思维速度、判断、感知、言语甚至执行简单任务等方面的症状。2015 年，据估计全世界有将近 4700 万人患有痴呆症，现在已经超过心脏病，成为英格兰与威尔士的首要死亡原因。

痴呆症大约有 100 种不同的类型，第二常见的是血管性痴呆（vascular dementia），通常表现为一系列的微卒中（mini-stroke）[①]。最常见的痴呆是阿尔茨海默病。每个人都听说过阿尔茨海默病，并为此感到恐惧。在英国和美国的调查发现，阿尔茨海默病和痴呆症是人们最害怕的疾病，可与癌症相提并论。

那么，阿尔兹海默病对脑有什么影响？这种疾病会引发大量进行性的损害。当人脑中的 β–淀粉样蛋白（beta-amyloid）沉积在一起形成斑块，tau 蛋白神经纤维缠结聚集在特定脑区时，它们就中断了健康神经元正常运转的能力。突触之间的信号传递中断，神经元无法再相互沟通，必需的细胞营养素无法有效地运输，最终导致神经元死亡。一旦信号无法在脑中顺利传递，思维和记忆就会受损，脑中的信息也会丢失。

正如你所见，这种疾病很严重，但未必会迅速产生后果。有人认为，在症状出现前很多年，阿尔茨海默病实际上就已经存在了。症状出现的第一阶段被称为"轻度认知障碍"（mild

---

[①] 卒中又称"中风"，是一种急性脑血管疾病，因脑部血管突然破裂或血管阻塞导致血液不能流入大脑而引起脑组织损伤的疾病。微卒中一般指症状轻微，非致残性的卒中。——译者注

cognitive impairment）。随着阿尔茨海默病的发展，脑皮质开始萎缩衰弱，导致脑的计划、回忆和集中力等方面出现问题。这种疾病也会影响海马，而海马对记忆的作用很重要，脑的这部分萎缩之后，创造新记忆的能力会受阻碍。到阿尔茨海默病的最后阶段，损害分布广泛，脑组织也显著萎缩了。

平均而言，阿尔茨海默病患者在确诊后还能存活 8 到 10 年。然而，个体的预期寿命差别很大。痴呆症的进展速度取决于很多因素。年轻时就出现症状的人通常进展得更为迅速，而具有其他长期健康问题（如心脏病、糖尿病或频繁感染）的人也可能恶化较快。不同类型痴呆的发展速度存在差异，阿尔茨海默病的平均速度相对较慢。然而，大部分的差异似乎存在于个体层面。在大多数情况下，遗传、环境因素和整体身体健康状态都可能影响疾病进展速度。

在不同类型的痴呆症中，脑体积缩小都是以类似的方式进行吗？也就是说，痴呆症具有某种内在的本质吗？简单地说，很可能没有。最近的一项研究揭示了一个有趣的发现，在至少两种类型的痴呆症中，脑的缩小似乎以完全不同的方式进行着。这项研究跟踪了 160 名被诊断为轻度认知障碍的人。其中 61 位患有阿尔茨海默病，20 位患有莱维小体型痴呆（dementia with Lewy bodie），也被称为莱维小体病（Lewy body disease）。莱维小体病是痴呆症的一种类型，兼具阿尔茨海默病和帕金森病的多种特征。记忆丧失在早期阿尔茨海默病中比早期莱维小体病表现得更为突出，幻觉和妄想则在后者中更为常见。此外，比起早期阿尔茨海默病，运动和其他身体症状如跌倒、血压突然下降和尿失禁也更常见于早期莱维小体病。脑扫描显示，超过 60% 的阿尔茨海默病患者的海马出现明显萎缩，而大多数（85%）莱维小体病患者的海马体积正常。扫描发现，海马未萎缩的患者患有莱维小体病的可能性是海马萎缩患者的 5.8 倍。研究人员认为，海马的萎缩程度或许可以作为个体轻度认知障碍发展的诊断指标；随着时间的推移，萎缩程度较低很可能说明该患者患有莱维小体病，而不是阿尔茨海默病。尽早确诊病症才能从早期阶段就进行有针对性的治疗。

尽管阿尔茨海默病患者在症状和发展速度方面存在一些个体差异，但每个人的病程却是基本一致的。患病早期，记忆问题是关键性的标志，除此之外，还可能包括迷路、重复发问或完成日常生活任务时间变长等指标。随着疾病发展，可能会出现言语及其他认知功能障碍。一开始，患者会发现记住名字或词语越来越难，后来则慢慢感到读写困难及表达障碍。推理、判断力和洞察力随后也会受到影响，可能会出现行为上的改变，例如妄想、言语攻击或徘徊症 [①]（wandering）。最后，患者会变得无法完成简单任务，包括无法独立洗漱、进食，还可能失去一部分动作控制能力。

---

① 表现为整天不停漫步，或跟随照料人员，或晚间不恰当地要求外出等。——译者注

这种症状的规律模式颇有趣味。我们知道,在阿尔茨海默病中,脑细胞的死亡模式完全可以预测,具有一种线性的模式。毕竟,在其他疾病中,疾病发展和症状变化很大,不易预测(如多发性硬化症)。为什么有些疾病带来的脑部反应似是随心所欲,另一些则遵循某种固有的模式?在某些疾病中,可能确实有某种随机元素,另外,也可能我们还没识别出所有的模式,或者没能对疾病进行精确的分类。不管怎样,很明显,一部分疾病有一种可怕而清晰的破坏路径,能够快速地穿透脑部,不留下多少自我保护的机会。接下来我们要讲的正是这样一个例子。

奶牛和人脑有什么关系?

一家报纸大声疾呼"牛肉警告引发恐慌",另一家则宣传"疯牛病的悲剧归咎于汉堡包"。谁能忘记二十世纪八九十年代由疯牛病的潜在威胁带来的恐怖气氛?我们一边紧张地吃着晚餐,一边惊恐地看着电视上英国乡村燃烧着的牛群。难道我们现在仍然面临着那么可怕的命运吗?真的有疯牛病这么一颗定时炸弹在等着大家吗?

疯牛病,也叫牛脑海绵状病(Bovine spongiform encephalopathy,BSE),是一种作用于牛脑的神经变性疾病,可以变异并感染人类。这种病的人类形式被称为变异型克雅氏病(variant Creutzfeldt-Jakob disease,vCJD)。克雅氏病(Creutzfeldt-Jakob disease,CJD)

是一种罕见的具有退化性和致死性的脑疾病。它发展极快，大多数患者会在出现第一个症状后的一年内死亡。它是朊毒体病（prion diseases）的一种类型，能够作用于人类和动物。朊毒体病存在的形式有许多种，但全都是进行性的，目前没有可靠治疗方法，最终会导致死亡。这种疾病的名字由来，是因为它们与一种正常的蛋白质变化有关：朊病毒蛋白（prion）。朊病毒蛋白能以无害的正常形态出现，自然地存在于人体细胞中；一旦变成异常的形式，就会引起疾病。科学家认为，一旦异常朊病毒蛋白聚集在一起形成斑块，就可能导致神经元减少及其他出现于克雅氏病中的脑损伤。然而，目前还不清楚这种损伤是如何发生的。

克雅氏病最早发现于 1920 年，而第一例英国的变异型克雅氏病则在 1986 年确诊，与牛脑海绵状病有关。在英国，大约总共出现了 180 例变异型克雅氏病，人们得出结论，病因是饲养的牛群中感染了疯牛病的牛进入了人类食物链。在农业和公共卫生史上，这都是个可怕的时期，估计有 18 万头牛被感染——但为了防止错漏，总共有 440 万头牛被杀。

事实上，还有三种类型的克雅氏病不是由食用病牛肉引起的。一种是非常罕见的遗传疾病（家族性克雅氏病），另一种则是由受到患者污染的外科设备或医疗手段意外传播给其他人（医源性克雅氏病）。最常见的形式是散发性克雅氏病，具体病因不明。虽然我们说"常见"，但它其实仍然十分罕见：世界范围内，每 100 万人中，大约会有一两人死于散发性克雅氏病。例如，美国每年约有 300 例病例。2014 年，整个英国有 90 个人死于散发性克雅氏病。

不可否认，克雅氏病是一种可怕的疾病。在早期阶段，人们通常会经历记忆力丧失以及一些精神病学症状（如抑郁或焦虑、行为改变、协调问题和视觉障碍）。随着病情的发展，精神衰退会越来越明显，出现神经病学症状，包括摇摇摆摆、行走困难和不自主运动，乃至失明和讲话含混不清。到了濒死阶段，病人已经完全不能动弹，也无法说话了。虽然克雅氏病的一些症状可能类似于其他进行性神经系统疾病（如阿尔茨海默病或亨廷顿病），但与大多数类型的痴呆症相比，它的恶化速度要快得多。

尽管克雅氏病的病例很少，结局都是一样，却仍然能观察到个体反应的差异性。克雅氏病通常发作于老年期，病情发展速度很快。通常，症状会出现在 60 岁左右，大约 90% 的患者会在一年内死亡。然而，这种疾病的变形在症状和病程上有所不同。例如，变异型克雅氏病主要以精神症状开始，更常作用于年轻人（死亡年龄的中位数为 28 岁），从出现症状到死亡的时间比一般克雅氏病长（变异型克雅氏病的中位数为 14 个月，而一般克雅氏病是四个半月）。

尽管统计数据很残酷，也有一些克雅氏病患者的寿命比普通状况长得多。北爱尔兰一位才华横溢的青年足球运动员乔纳森·西姆斯（Jonathan Simms），因为吃了受感染的牛肉，在 17 岁的时候第一次出现了变异型克雅氏病症状。医生认为他只能活几个月了，但他带病继续生活了 10 年。发病一年半以后，经过漫长的高级法院争论，他得到了一种实验药物，这种药只在动物身上做过实验。药物似乎让他的病情稳定、好转了一段时间。虽然我们说他好转了，但乔纳森实际上仍处于严重残疾的状态。对乔纳森进行的这种有争议性的治疗，其作用尚不明确，他比其他人活得长一些有可能只是因为他的脑具有某种天生的本领，本来就能坚持更长时间。一位临床医生指出，首次症状出现后，他过了 19 个月才开始治疗，这已经比大多数变异型克雅氏病患者存活的时间要长得多。他可能天生具有超越他人的生存能力。

另一个比预期寿命活得长的变异型克雅氏病患者叫霍莉·米尔斯（Holly Mills）。她带病存活了 9 年，与乔纳森用了同样的药治疗。然而，早在刚开始治疗时，她的存活时间也已经比平均寿命长了很多，这也许表明她同样具有天生的生存优势。

瑞秋·福伯（Rachel Forber）曾是一名军人，在抑郁症状出现 6 个月后被确诊为变异型克雅氏病。她很快就恶化到卧床不起，需要长期护理，认不出人，不能自己吃饭或穿衣服，医生认为她只能再活一年。她同样接受了实验性的治疗（与乔纳森和霍莉所做的不是同一种），在 3 个月内，她能够下床，独自行走，还可以无支撑游泳。但这种治疗的效果不够持续：她的肝脏因此出现问题，以至于不得不放弃。放弃之后，她的病情迅速恶化，几个星期后就去世了。这能说明治疗有效，或者她是一个非常适合这种疗法的人，抑或她天生的生存能力使她的脑在最终屈服之前，能够做出一定程度的反击吗？

尽管在这些例子中，人们在抗争病魔的过程中表现出了不可思议的强悍，但事实仍然很残酷，克雅氏病患者无法存活。脑最终无法抵御这种疾病，最多只能减缓病情发展的速度。即使有一些特效治疗方法，也需要患者先确诊。不幸的是，目前还没有针对克雅氏病的单一诊断试验①（Diagnostic test），只能在患者死后，通过尸检的脑病理检查确认。克雅氏病会引发尸检中可见的脑组织独特变化：出现由孔洞包围的多重微小而异常的聚集体，其外观呈雏菊状。这种严重的疾病会对脑造成极大的损害，但有趣的是，虽然有时在克雅氏病病例中可见脑萎缩，但它却不是变异型克雅氏病的显著特征。目前还不清楚为什么会出现这种情况。可能是因为这种疾病发展太快，从症状首次出现到患者死亡的时间很短，不足以让脑开始萎缩。

食用被感染的牛肉显然会对人脑产生深远的影响，但它绝不是唯一会对我们产生持久作用，有时甚至带来毁灭性影响的消费品。

---

① 指对疾病进行诊断的试验方法，它不仅包括各种实验室检查，还包括各种影像学诊断，如 CT 等。——译者注

▷ 人如其食

脑会受到环境的攻击，甚至也会被我们自己所做的事情影响。一些天然或人工的毒性物质会改变神经系统的正常活动，最终会破坏甚至杀死神经细胞，我们称之为"神经毒性"（neurotoxicity）。许多事物可能引发神经毒性，如辐射治疗、杀虫剂、清洁溶剂或重金属。接下来，我们讲一种全世界最广为接受的成瘾性药物：酒精。

研究表明，酒精，或者更确切地说，乙醇（酒类饮品中的酒精形式）具有神经毒性，能直接影响神经细胞。一旦摄入，酒精很容易进入血液并被泵至全身。对于许多分子来说，要进入脑颇有难度，因为血–脑屏障（blood-brain barrier）会保护脑免受外来物质的潜在伤害。然而，乙醇可以毫无难度地穿过这一屏障，并进一步改变脑细胞之间的联系。脑很容易受到酒精的影响，脑损伤与长期重度饮酒有一定关系。

通过降低神经元传递电脉冲的能力，酒精得以抑制神经元功能。这些电脉冲能够携带脑功能正常运转所必需的信息，由于酒精会损害判断、协调、警觉、记忆和视觉感知等功能，神经元中电脉冲的传递就会受到抑制。虽然这些功能由脑的不同部分负责，但酒精对脑的作用无处不在，因此任何部位都可能受到影响。例如，额叶皮层通常有助于抑制冲动及社会不适当行为，也能控制判断和决策，但酒精会阻断这种平衡，并导致判断失误、冒险行为和社会去抑制性增加（也就是说，在酒精影响下人类更容易做傻事）。海马负责控制学习和记忆，但酒精会阻止它巩固记忆信息，导致无法回忆起饮酒期间和之后发生的事情（也就是说，做了傻事之后失忆）。对于那些常常喝酒的人而言，这些效果听起来一定非常熟悉。

除了偶尔会在晚上喝多的人，还有数百万人经常过量饮酒。过量饮酒至今仍是世界范围内的重大问题，也是导致可预防性死亡的主要原因。据卫生部估计，英国大约有 9% 的成年男性和 4% 的成年女性表现出了酒精依赖的迹象。这当然会导致无数的社会问题，与之相关的健康问题发病率也越来越高（举个例子，肝病导致的死亡已经创下了最高纪录，在 10 年内上升了 20%），不过，我们在本书中主要关注的是酒精对脑的影响。

从长期角度看，过度饮酒会导致脑功能的改变，并引起脑萎缩。有证据表明，全脑萎缩可能是由于灰质和白质都有所减少。这种萎缩尤其容易发生在负责学习和记忆的脑区，如大脑皮层和海马。许多与额叶皮质相关的脑功能似乎也会受到影响，包括人格和认知。

然而，前景并非完全灰暗。长期的脑成像研究发现，一旦人们持续一段时间停止饮酒，他们的脑体积就会重新增加。例如，通过对酗酒者的纵向 MRI 研究，人们发现，仅仅戒酒一个月，被试的皮质灰质、整个脑组织和海马组织都有所增加；而长期持续戒酒会让脑体积普遍增加，尤其是额叶和颞叶。这表明脑能在一定程度上从酒精造成的伤害中恢复。有人认为，皮质白质可能特别容易在长时间的戒酒期间恢复，尽管这背后的具体机制还不完全清楚。但是，脑损伤的恢复不一定会发生在所有戒酒者身上，许多因素（包括年龄较大、戒酒前饮酒量过大、肝病、营养不良和吸烟）与较低的恢复可能性相关。

酒精相关的脑损伤常被误认成类似阿尔茨海默病的病症。然而，与阿尔茨海默病不同，它不是渐进性的，不会随着时间的推移而无可避免地恶化。通过治疗，它的症状可以显著改善，大部分损伤也能够逆转。

与酒精相关的脑损伤之一被称为威尔尼克脑病（Wernicke's encephalopathy），是一种退行性疾病。威尔尼克脑病患者可能会经历精神错乱、视力问题、体温过低、血压过低、肌肉协调能力差甚至昏迷等问题。威尔尼克脑病实际上由维生素 B_1（也叫硫胺素）缺乏引发，这种维生素对细胞的生长、发育和功能至关重要。酗酒者的硫胺素水平通常偏低，原因有很多方面：他们可能饮食状况欠佳，甚至经常呕吐，从而限制了维生素摄入量；酒精会影响胃的内壁，并降低其从食物中吸收维生素的能力；酒精会损害肝脏，而硫胺素正是在肝脏中加工形成。因此，事实上，通过补充硫胺素，威尔尼克脑病可以逆转。然而，如果不及时治疗，它就可能发展成一种更严重的疾病——威尔尼克-科尔萨科夫综合征（Wernicke-Korsakoff Syndrome），并导致不可逆的脑损伤。威尔尼克-科尔萨科夫综合征是与酒精相关的最著名脑损伤形式，尽管它比其他形式（如酒精性痴呆）更罕见。威尔尼克－科尔萨科夫综合征最常见的症状是所谓的"虚谈症"（confabulation），即一个人无法记住最近发生的事情，所以他会利用环境中的线索、长时（完整的）记忆和知识，构建出关于自己在哪、正在发生什么的解释。这样的人必然走向记忆扭曲、虚构、错误的结局。

其他症状还包括失眠、震颤、昏迷、方向障碍和视觉问题。如果不加以治疗，20% 的威尔尼克脑病患者可能会死亡，幸存者中 85% 会患上威尔尼克－科尔萨科夫综合征。威尔尼克－科尔萨科夫综合征主要因酗酒引起，但营养缺乏、进食障碍及化疗等问题也可能引发这一疾病。

在学习、记忆、问题解决、运动功能和信息处理方面，酗酒者的表现都比非酗酒者差，哪怕他们没有罹患威尔尼克－科尔萨科夫综合征。（相对而言，酗酒者的准确性较低，完成任务需时较长。）然而，就像前文所提有关脑容量恢复的好消息一样，戒酒几年之后，多种测试中的表现水平也有所改善。当然，并非所有认知功能都能恢复，有些人也面临着永久性的损伤，特别是在记忆和视觉－空间－运动技能方面。

毫无疑问，许多人每周喝一两杯酒，似乎不会出现什么特别不利的影响，但如果长期持续增加饮酒量，问题就来了。事实上，并非重度酗酒才会对脑产生影响。牛津大学的阿尼亚·托比瓦拉（Anya Topiwala）及其同事最近的一项研究发现，酒精摄入与海马体积减小、认知能力下降有关，即使是中度饮酒者也可能出现这些问题（比不饮酒者海马萎缩的可能性高 3 倍）。

对酒精的反应也有个体差异。为什么有些人的脑更容易受到酒精影响？

在许多方面，女性似乎比男性更容易受到酒精的影响。由于女性体内的水分比例低于男性，在摄入等量的酒精后，女性血液中的酒精浓度更高，比男性受到的伤害更大。研究还发现，女性可能比男性更容易因酒精引起脑损伤。在一项研究中，脑部扫描显示，酗酒女性的胼胝体显著小于非酗酒女性和酗酒男性 —— 即使将头部大小这一因素考虑进去。毫无疑问，在酒精面前，男人和女人是不同的生物。

▷ **简谈心理健康**

虽然本章主要关注生理健康状况，但是当然，许多人会在一生中的某些时候经历心理问题。在非传染性疾病带来的经济负担上，心理健康问题构成了最大的单一来源。2010 年，世界范围内的心理问题花费估计总共达到了 2.5 万亿美元，预计在2030 年将增加到 6 万亿美元以上。

心理健康状况、症状和结果的多样性使我们难以深入探究这一领域。然而，值得注意的是，虽然人们有时把"心理健康"和"生理健康"割裂开来看，但事实上，在精神类疾病患病期间，脑中也会发生生理变化。最初促使本书问世的契机，正是由于发现服用抗精神病药物的精神分裂症患者存在脑萎缩现象。我们不知道具体是什么原因导致了这种萎缩，也不知道它对个体有什么实际影响，但此外还有许多研究也发现精神疾病患者的脑会发生变化。许多科学研究正在试图深入了解罹患不同精神疾病时脑的内部状况，导致这些疾病的可能原因以及最有效的治疗方法。许多研究表明，临床抑郁症、焦虑症、精神分裂症和双相情感障碍等病症都会引发脑内可测量的变化。

由斯坦福大学医学院牵头的一个精彩项目，回顾了 193 项脑成像研究的结果，涉及 7381 名心理疾病患者。研究发现，精神分裂症、双相情感障碍、抑郁症、成瘾、强迫症和一系列焦虑相关障碍患者的脑灰质减少模式相似。将其与 8511 名健康对照者的图像进行比较后，研究人员发现，患者脑中 3 个独立脑结构的灰质都有所减少。在患有不同精神疾病的患者当中，这 3 种脑结构里的灰质减少模式很相似。这些结构共同协作，都与更高层次功能（如专注、多重任务处理、计划、决策和抑制消极冲动）有关。研究还发现，在健康人群中，灰质体积与更高层次功能测试结果呈正相关。基于这些结果，研究人员认为，这 3 种脑结构中的灰质减少具有行为上的显著性，而不仅仅是偶然的结果。类似这样的发现可能为深入理解精神疾病之间的相似性（而不仅仅是差异性）铺平道路，甚至有利于探索一个方案治疗多个目标的潜在可能性。

考虑到对"认知类疾病"的松散分类，我们不一定很清楚是否能失去脑中的任何特定部位。罹患这种疾病之后，脑显然会将那些事关生存的基本功能放在最优先的位置，将思考之类的更高层次功能踢到一边。从生存的角度来看，这显然是明智的，因此仅仅在这个基础上，我们可以同意，与核心生存相关的脑部分比那些使我们成其为人的部分更重要。这并不是说我们不需要其他功能，前文已经提到了一些例子，说明当脑不能完整地正常运转时，破坏性的结果便会出现。

▷ 脑对疾病的反应能揭示我们到底需要多少脑子吗？

关于人脑的脆弱性以及它（在某种程度上）应对持续攻击的能力，本章的例子提供了小小的见解。虽然我们也看到了，脑可以反击，也能够恢复，例如在多发性硬化症的缓解期，酒精相关脑损伤的恢复期，甚至患上变异型克雅氏病的时候也会有非同寻常的暂时性部分恢复，但是脑只能承受这么多了，在长时间的攻击之后，神经元最终会走向死亡，脑也会开始萎缩。脑萎缩似乎是慢性脑疾病的一个相当普遍的主题。但在实践中，这种萎缩是否有特定意义？或者只是偶然事件？

要知道，脑萎缩并非特别不寻常的事，也不是只在脑出现问题时才会发生。它终将发生在我们身上，通常从 30 多岁就已经开始。随着年龄的增长，我们的脑会萎缩，尤其是额叶皮质，但是萎缩原因的具体细节还不能完全确定。例如，我们可能失去一些神经元，神经元的体积也可能变小，白质可能随着髓鞘脱失而减少，或脑中的一些组织也可能发生变化。变化并非均匀地在整个脑中发生，不同部位受到的影响或多或少，这一事实可能解释了随着年龄的增长，我们经历的各种认知变化。前额叶皮层受到的影响似乎特别大，这与衰老过程中出现的认知变化（如记忆丧失）具有很好的对应关系。

除了正常的老化，我们已经谈到了许多疾病都会导致异常的脑萎缩。脑萎缩有很多潜在的原因，从神经系统疾病到脑外伤，再到酒精和药物滥用。事实上，对于许多脑疾病，我们还没有完全理解其背后的生物学过程，也就意味着有效的治疗手段相对缺乏，对患者的治疗效果不佳。人脑的反应变化范围很大，为了解脑萎缩的原因，以及这种损害是否及如何影响个体的生活，我们还有无穷无尽的研究要做。

各种神经疾病对不同的人造成的影响千差万别，但如果每个人的脑都是一样的，那又是什么导致了这种区别？在多发性硬化症和痴呆症方面，女性患者多于男性；但在运动神经元病方面，男性患者多于女性。与女性相比，男性更常出现酒精相关的脑损伤，但女性却更容易受到酒精的影响；与男性相比，女性受到酒精影响出现脑损伤时年龄更小，酒精滥用年限更短。因此，性别似乎与一部分差异有关，但不同的基因和环境因素也会起到作用，而这些因素中的许多部分还有待进一步发现。

　　我们无法过多干预自己的性别，周围环境发生的许多事情也很可能超出了控制范围，那么，我们能做些什么来显著提高自己抵御神经性攻击的能力呢？嗯，我们可以尽最大努力，在学校接受尽可能好的教育，坚持终身学习。研究表明，智商、教育、职业素养或参与休闲活动的程度越高，患阿尔茨海默病的风险越低。但好消息是，即使你没有受过长期的正规教育，现在采取行动也不算太晚。在一项针对128名多发性硬化症患者的研究中，研究人员发现，虽然更长期的正规教育有助于降低与年龄相关的认知损害的程度，但是那些接受正规教育时间很短，却经常阅读、进行体育锻炼和从事具有挑战性的工作的人，却是表现最好的群体。这表明，终身学习不仅有利于保持我们对世界的兴趣，而且似乎对脑有生理上的影响，有助于保持良好状态。我们在这里讨论的问题通常被称作"认知储备"（cognitive reserve），即脑应对潜在损伤并继续良好运作的能力。

　　认知储备似乎可以解释应对神经性攻击时的一些个体差异。那些应对较好的人，脑中存在的网络可能比其他人更有效，容量更大，更不易受到干扰，或者更善于补偿遭遇的干扰。在自然衰老或阿尔茨海默病相关的脑变化状况下，有证据表明，有些人可以承受比他人更多的变化，而维持原有的功能。如上所述，教育程度和终身学习等行为可以增加认知储备，从而帮助脑更长期地保护自己。我们越了解认知储备的保护作用，越懂得如何改善它，就越能有针对性地为后代设计有效的干预措施，促使人脑维持更长时间的健康状态。

尽管增加认知储备有一定潜在的好处，但我们对疾病仍然几乎毫无防御能力。在前面的章节中，我们已经讲过脑具有惊人的可塑性，能够找到办法去适应实质性的急剧变化（如外伤或天生缺失了某些部分）。然而，面对疾病引起的重大而持续的伤害时，脑的修复和重建能力似乎相对较差。

不同形式的脑萎缩是许多病症的关键特征，尽管我们还不知道它究竟是疾病的原因还是疾病的表现。在某些情况下，在症状变得明显之前，我们似乎可以承受程度相当大的脑萎缩。这是否表明我们不需要脑的全部？是不是意味着我们可以失去一点脑子，而不面临任何问题？这是我们勉强承担的巨大损失，还是一些本来就能减少的特定部分？在科学提供这些问题的答案之前，我们还有很长的路要走。现在，我们还不知道是否所有脑萎缩都值得担心。然而，就算不能确定脑萎缩是造成问题的具体原因，也不意味着我们可以假设自己能毫无压力地失去一小部分脑组织。

现在，我们可以转而思考，人类能做些什么来保护自己的脑免受攻击？人脑是否能变得更具弹性，是否终有一天能成为"超级脑"（super-brain）？我们的脑将来会如何进化？我们不断听说当前肥胖流行，不断得知大家都需要减肥——也许我们的脑也过于庞大了？如果人类未来不再需要那么大的脑，人脑的进化方向要么是缩小尺寸，要么是减掉某些特定的部分，你认为，哪个或哪些部位是可以失去的？

玛姬·亚历山大女士的观点

玛姬·亚历山大女士，欧洲多发性硬化症平台（位于比利时布鲁塞尔）前任首席执行官，脑脊柱基金会（位于英国伦敦）前任首席执行官。

自从在惠康基金会受到神经科学训练以来，玛姬漫长的职业生涯经历过多次转变。她曾经在生物医学出版、信息供应等领域工作，也曾为一系列非营利组织负责竞选与宣传，这些组织主要关注职业和环境健康安全、癌症和神经学。她退休前的最后一份工作是欧洲多发性硬化症平台的首席执行官。她领导了一个泛欧洲的组织网络，制定和执行全欧盟范围的方案，最大限度地为欧洲 200 万多发性硬化症患者提供最佳治疗、护理和研究。

作者：那么，玛姬，就脑中发生的事情而言，为什么即便患有相同类型的多发性硬化症，不同的患者之间还有那么大的差别？你怎么看？

玛姬：多发性硬化症患者的经历各不相同，不仅仅在于临床上的差异，还关系到人们如何根据自己的病情做出不同的选择。由于症状差异很大，治疗方案也各不相同，人们如何应对疾病、如何进行治疗，全都天差地别。此外，不同国家国情差别很大，人们能得到什么样的医疗保健和治疗服务都需因地制宜。在多发性硬化症的治疗方面，这些问题都可能让个人病情的管理和进展形成巨大的差异。

当然，影响个人经历的不仅是疾病本身的发展过程，还包括他们如何适应疾病。例如，欧洲多发性硬化症平台极富感召力的前任主席约翰·戈尔丁（John Golding）告诉我，他在 20 多岁时首次被诊断为多发性硬化症，当时他变得非常抑郁，想要自杀。他的病情很严重，双腿失去了功能，像个蹒跚学步的孩子一样摇摇晃晃。他说得到轮椅那天是自己一生中最自由的时刻，因为他终于可以独立活动了。我们往往认为坐轮椅是件消极的事情，但对有些人来说，这是真正的自由，是对疾病的积极适应。而他们的脑很可能已经做出了适应：既适应了心理健康的变化，也适应了身体需求的变化。

作者：可以分享一些人们适应严重疾病的例子吗？

玛姬：当然，我见过很多很多非同凡响的人！就讲讲此刻我脑海中忽然浮现出来的一位吧——你还记得拳击手迈克尔·沃森（Michael Watson）吗？他在与克里斯·尤班克（Chris Eubank）的世界冠军争夺赛中险些丧命。（此事发生在 20 世纪 90 年代，他的头部受了几乎致命的重伤，能活下来已经是非同寻常的奇迹。）英国脑脊基金会的创始人，神经外科医生彼得·汉姆林（Peter Hamlyn）实际上重建了迈克尔的身体。彼得告诉我，迈克尔幸存的机会非常渺茫。然而，2003 年，迈克尔竭尽全力，用 6 天走完了伦敦马拉松全程（彼得·汉姆林将其形容为总计"12 年、6 次手术、3 家医院、26 英里 385 码[①]"的努力）。虽然没有完全康复，仍然需要看护者的帮助，但迈克尔在面对极端的脑部问题时，取得的成就十分惊人。他所做到的事情非常鼓舞人心。人们猜测，他的人格、宗教信仰、家庭、医疗团队及其他种种方面，共同帮助他取得了显著的康复。丰富充裕的外部环境（包括人和关系）对脑而言非常重要。

我认识的另一位充满魅力的人叫苏·蒂利（Sue Tilley）。多年以前，她就罹患了复发缓解型多发性硬化症，但事实上，近 33 年以来，她都没有再出现过相关症状。当然，如果她非常疲倦或生病了，需要的恢复时间会比其他人更长。同时，她的一条腿也有轻微的问题。除此之外，她的健康状况都很好。如今，大多数被诊断为复发缓解型多发性硬化症的人都会发展为二次性进展型多发性硬化症（复发缓解型多发性硬化症的下一阶段），苏为什么没有？是因为某些人的基因和环境的结合有其特殊性，还是由于存在着某种未知的、尚未被鉴定的生物成分？令人着迷的是，确实有些人的疾病没有继续恶化。

---

① 马拉松全程距离。——译者注

作者: 鉴于你与许许多多的人打过交道,你认为人类需要多少脑子?

玛姬: 我认为,问题不在于脑的大小,而在于要确保脑中真正重要的部分能够得到培养。我相信,你与他人、社会相关的技能越强,生活就会越容易,所以也许与这些功能相关的脑区就是最重要的部分。

也许,正如玛姬所说,除了那些调节基本生理功能(如呼吸)的部分之外,脑确实需要优先保护涉及社会互动和交流的部分。归根结底,或许这正是我们成其为人的根本。

4

将来完成时
——我们能优化自己的脑吗

第 **❽** 章
最优的脑：在我们的时代，人脑能发展
到什么地步

2016 年夏季奥运会成绩十分惊人，总共创造了 27 项新的世界纪录和 91 项新的奥运纪录，运动员们跑得更快、游得更好、投得更远、举得更重，驾驭自行车、船和皮艇的速度也高于从前。游泳运动员迈克尔·菲尔普斯（Michael Phelps）获得了自己的第 28 枚奥运会奖牌，成为史上获得奖牌最多的奥运会选手。尤塞恩·博尔特（Usain Bolt）则连续第 3 次获得 3 枚金牌，他是全世界跑 100 米 /200 米速度最快的人。

也许我们不应该感到惊讶，世界顶尖运动员的平均水平每

年都在上升 —— 不管手段公平与否。2016 年的奥林匹克运动员能够突破纪录,得益于截至那时为止最先进的训练、营养和恢复制度。当今世界速度最快的人能得到的荣耀、名誉和经济回报比以往任何时候都多,因此,与过去相比,今天所有具有原始天赋的人都更有动力追求成功(也更有可能获得训练的机会)。而且由于地球上每天出生的人口都在不断增加,因此每年都有可能诞生出打破纪录的运动员。将统计概率和科学进步结合,我们或许可以预期,世界纪录将一直(或至少在 21 世纪内)被不断打破。

在第 4 章中,我们谈到了就像平均身高及寿命等生理健康指标一样,脑功能(至少是通过智商测试测量的那一部分)也似乎一代更比一代强。脑功能没有像 100 米短跑那样的公认衡量标准,所以根本无法知道谁是全世界最聪明、最敏捷的人。但我们可以假设,随着人口整体进步,智力最顶尖的那一批人也会越来越聪明。这意味着,就像短跑运动员一样,有史以来最聪明的人,现在很有可能就生活在世界的某个角落。

一起来想一想,目前最优的人脑可能是什么样的。此时此刻,人脑能达到什么样的高度?我们能做些什么使之成为可能?

▷ 赢在起跑线

要获得一个功能优越的脑,你所能做的最重要的事就是选择一对好父母。

我们已经讨论过，儿童的脑功能和身高、体重、皮肤颜色及食物偏好一样，都由遗传和环境相结合决定：通过自然、养育和两者之间的相互作用。我们可以通过研究特征在家族中传承的程度，特别是通过观察同卵双胞胎（基因 100% 相同）与异卵双胞胎（基因 50% 相同）的相似程度，粗略地计算出基因和环境的相对贡献。这一类研究发现，总的来说，脑"硬件"的特征主要来自遗传，其中 75% 至 90% 的特征（如脑的总容量）由基因决定。相比之下，脑"软件"的特征（如智力和个性）遗传性稍差，大约一半的差异能归因于遗传因素。

影响眼睛颜色等特征的基因数量比较少，智力则与之不同，它受到成千上万个基因的共同变化影响。谢天谢地，这意味着，用基因工程技术制造超级聪明的婴儿的幻想，可能会在科幻小说领域多停留一段时间，因为试图人工设计一组基因变异的最优组合极为复杂困难。然而，幸运的是，对于那些热衷于增加高智商婴儿出生概率的人而言，已经有一种简单的方法可以做到，那就是选择一个高智商的伴侣。

在一生的时光中，至少一半的脑功能早在你受孕之时，就已经由 DNA 决定了。矛盾的是，事实证明，遗传和环境对智力的相对影响在一生中都会发生变化，从儿童到青少年再到成年期，遗传变得越来越重要——即使一个人所经历的环境因素也在不断增加。以同卵双胞胎为例，人们可能会想到，他们的智商在童年时期高度相关,因为饮食、教育和生活经历一类因素通常极为相似;而一旦他们长大并走上了不同的人生道路,智商的相关程度就会降低了。奇怪的是,事实恰恰与之相反,同卵双胞胎年龄越大,智商得分就越接近。实际上,遗传因素对人类智商的影响会贯穿一生,可能至少要到 70 岁。

这种发现并不符合直觉 —— 你可能本能地认为婴儿从子宫里出来之后就像一张白纸,在这一阶段,他们没有获得什么人生经验,完全是基因的产物。为什么同卵双胞胎的例子不是这样呢?其中一个原因是环境不只是那些"降临在我们身上"的事:在生命中的每一刻,我们都会对环境做出选择,而基因在此发挥了重要作用。在整个生命历程中,这些选择会形成一个越来越大的"环境",很可能也是最适合我们自己的环境。

为了说明这一点,我们可以想象一个有音乐天赋的男孩。他很可能有一对热爱音乐的父母,遗传了倾向于接受音乐的基因。但是,父母爱音乐的倾向,也会导致他在很小的时候就比其他孩子接触到更多的音乐。作为一个婴儿,他对此几乎无法选择,但是每个父母都知道,即使是很小的孩子也有办法用一些方式表达自己的好恶。因此,当他还是个婴幼儿时,由于看起来似乎很喜欢音乐,他很可能会被带到与音乐有关的学前活动中去,然后他会比一般孩子更常被鼓励去上音乐课、听音乐会。在整个生命历程中,天生爱音乐的婴儿最终接触音乐的时间可能比其他人多得多,所以爱音乐的儿童往往会成长为爱音乐的大人。正如我们在这个例子中看到的，之所以很难将遗传和环境效应割裂开来，其中一个原因是二者常常协同发挥作用。

另一个原因是单个基因可以同时影响健康的多个不同方面，这种现象被称为基因多效性（pleiotropy）。英国生物样本库进行了关于人类健康的最大型研究之一，该研究针对中年人进行，这些中年人接受了各种各样的医学测试，并同意配合未来针对他们健康状况的跟踪研究。对超过 10 万名生物样本库志愿者基因组的研究已经表明，造成认知功能出现差异的基因集，与负责心理和身体健康的其他方面的基因集，存在显著的重合。例如，影响语言和数字推理能力（二者是成年人智商的一般度量标准）的基因集，和影响颅内容积、体重指数和缺血性中风（由将血液输往脑部的动脉血管堵塞导致）风险的基因集之间存在显著的重叠。此外，研究还发现，与教育程度（在一定程度上与智商部分有关）相关的基因集和预测冠心病风险的基因集高度重叠。

为什么一种基因的变异能同时影响脑发育和心血管疾病风险？随着脑变得越来越复杂而丰富，要回答这个问题，我们需要再次超越起点（也就是遗传），开始思考其他影响大脑的事物。

▷ **子宫的重要性**

除了明智地选择基因之外，你还需要慎重选择自己最初几个月的住所——子宫。子宫是发育中的脑所经历的第一个也是最重要的环境，毫不夸张地说，胎儿在怀孕期间所经历的环境能够影响未来的一生。但是，在孕妇们急着对肚子播放莫扎特之前，我们可以进一步探讨一下，对子宫里的孩子来说什么才是真正重要的事情。

20世纪80年代，一位名叫大卫·巴克（David Barker）的研究人员探索了英国不同地区母亲的营养变化。他发现，出生时体重低于平均水平的婴儿，成年后患心脏病的风险高于平均水平。接下来，他提出了这样的理论，在怀孕期间，胎儿会略微了解自己将要来临的世界，并据此调整自己。举个例子，如果一个母亲在怀孕期间营养不良，胎儿就会做出生理和代谢上的改变，为即将去往营养短缺的世界做好准备。而如果这个孩子出生之后，面对的世界很容易获得糖，其产前规划将使他特别容易在晚年患上2型糖尿病。

巴克首次发表自己的理论时，遭到了相当程度的质疑。生命最初的9个月对几十年后的健康结果会产生如此大的影响，在一些人看起来是不可能的。一位来自哈佛的流行病学家珍妮特·瑞驰·爱德华（Janet Rich Edwards）决心证明巴克是错误的，于是获取了超过10万名护士的出生体重，并且多年持续追踪他们的健康状况。令她吃惊的是，她发现自己的研究在很大程度上与巴克的假设相符：护士的出生体重越低，以后心脏病发作或中风的可能性就越大。此后，其他许多研究也证实了，出生体重对许多成人代谢性疾病及相关标志物（如血压和抗胰岛素性）有所影响。

也就是说，孩子和成人的新陈代谢一定会受到胎儿期环境的影响。那么脑呢？事实证明，低出生体重预示着未来一生智商较低，包括儿童时期认知发展较慢，晚年认知衰退较快，以及其他脑健康方面的问题（如晚年抑郁症风险增加）。这些影响大到足够引起我们所有人关注，而不仅仅令统计学家动容：一个出生时小于等于 2.5 公斤（5.5 磅）的婴儿，在青春期和成年早期的智商可能比原本预期的要低 5 至 7 分，罹患成人抑郁症的风险则是普通人的 2 倍。

我们可以认为，早期环境对脑的影响是在两个层面上进行的。其一，出生体重只是一个生物标志物，标志着胎儿子宫环境的优越程度。低出生体重意味着截至目前事情还不够完美——脑发育可能没有达到理应达到的标准。我们知道，身体发育的其他标志物也可以预测脑有多强健——例如，肢体较长而身材较高的人患痴呆的风险稍微偏低。有人认为，这是因为更长的肢体或更高的身材是早期身体发育（包括脑发育）略好一些的标志。这或许源自前文提到的基因多效性的影响：例如，决定胎儿通过胎盘获得足够营养的基因，可能同时影响许多不同器官的早期发育。

我们应该指出,这些关联只能反映平均差异,而且影响其实很小:很显然,你完全可以长得比人均值更矮、四肢更短,但在生活中却表现得极为出色。这些影响之所以很重要也很有趣,是因为它们可以揭示早期生理状况如何影响大脑,而不是因为它们能有效预测个体会发展到什么程度。

思考胎儿环境最初如何产生差异非常重要。几乎可以肯定,这涉及基因、环境和随机因素的相互作用——母亲能控制的只是极少部分。即便如此,如今的准妈妈们还是被维护胎儿健康的建议不断轰炸:要避免吸烟、酗酒和某些高危食品,必须服用产前维生素,坚持健康饮食、运动,不要过度增重。其中一些信息几乎是众所周知的,比如英国的每个香烟盒上都贴着孕期吸烟有多危险。然而,尽管一部分母亲严格遵循这些建议,却也有些人不以为意。

有理由认为,能够遵照建议戒烟的孕妇和无法戒烟的孕妇之间,可能本身就存在很多不同。这些差异可能包括收入、教育程度、家庭历史、心理健康或成瘾倾向。事实上,这些因素都预示着在孕期成为吸烟者的可能性。由于孕期吸烟肯定会减缓胎儿的发育速度,也就意味着任何一个或全部危险因素都可能与婴儿出生体重的差异有关。

孕妇的健康与否不是随机发生的,而与她的环境紧密相连,这种环境包括教养、社会经济状况、教育和照顾自己的能力。

由于这些因素不会变化太快，所以，婴儿的成长环境与胎儿期的没有很大区别。因此，当我们注意到低出生体重的婴儿倾向于成长为智商较低的孩子时，就可以说，一个人如果在胎儿期面临着艰难的环境，那他在婴儿期乃至整个童年都很有可能面临同样艰难的过程。

从伦理角度讲，我们不能为了科学研究，随机将一些婴儿置于不理想的环境中，再看会对他们产生什么影响。但是如果你研究足够庞大的人口，并且很好地进行了统计分析，就有可能从巴克所说的生物预编程中分离出持续性的环境影响。（事实上，如果你要宣称 A 会引起 B，就必须非常擅长统计所有其他可能的解释。）迄今为止进行得最好的研究发现，脑的早期发育确实受到产前环境和生活中的各种因素共同影响。假设你很好地选择了基因，在出生前就得到了最佳的状态，然后会怎么样？

▷ 丰富的早期生活

要好好选择父母的第三个原因是，他们对孩子的早期生活有很大的影响。现代的父母养育有时看起来像是一个满载着决策的雷区，每一个决策都可能以一些不明确的方式极大地影响孩子的认知发展和未来的幸福。哺乳前小酌几杯有问题吗？究竟应不应该训练孩子的睡眠和如厕习惯？有机婴儿食品有必要吗？让每个人都穿好衣服，出门去参加婴儿瑜伽、游泳课、幼儿体操、课外音乐或语言课真的值得吗？如果你不做这些事情，孩子的生活会不会变差？事实证明，对于大多数人和大部分决策来说，实际的答案是：嗯，这主意还不错，如果它不过于麻烦，也是可以接受的。

为了给出更科学的答案，我们需要考虑两类不同的环境影响，第一类具有直接的生物学效应，另一类则可以称之为"丰富环境"（enriched environments）。

先讲个生物学效应的例子吧！母乳喂养。在绝大多数人类历史中，母乳都比其他任何替代品更营养和安全。仅在过去几十年里，才出现了营养均衡的配方，能够提供像母乳一样优质的能量、蛋白质、维生素和矿物质。即使在今天，发展中国家的一些地方哪怕有配方奶粉，也没有能调制的安全水、消毒奶瓶及其他婴儿喂养用具。此外，初乳（即分娩后立即生产的黄色浓稠乳液）含有防止腹泻和流感等危险疾病的抗体。因为这两个很好的理由，世界卫生组织建议婴儿完全母乳喂养到 6 个月，并继续接受母乳喂养到两岁。目前，人们估计，通过优化母乳喂养，每年可以挽救大约 80 万人的生命。

在发达国家和发展中国家，影响母乳喂养选择的环境因素存在明显差异。例如，在美国，许多妇女早在婴儿 6 个月（推荐的完全母乳喂养期）之前的很长一段时间，就已经返回工作岗位。基于这一原因及其他因素，许多母亲认为在 6 个月之前停止母乳喂养更适宜，或者说更方便。从希望母乳喂养但无法做到的人，到不想母乳喂养但迫于压力而必须实施的人，对许多父母来说，这都是一个牵动心灵的话题。但从科学的观点来看，我们确实知道，即使在有安全母乳替代品的发达国家，母乳似乎也能给婴儿带来智商上的优势。

目前，关于母乳喂养的最佳猜测是能让婴儿的智商提高约3分。就像上文对母亲吸烟的讨论一样，要将母乳喂养的效果与其他可能的相关因素区分开来非常困难，如母亲的智商（这将直接影响孩子的智商）以及社会经济和教育因素（这与母亲智商和母乳喂养的可能性都有关系）。最好的证据来自对所有因素进行统计控制的研究。随机选择母亲，限定她们采用母乳喂养与否的方式不符合伦理原则。但是随机选择母亲，让她们接受额外的母乳喂养帮助是符合伦理原则的——在白俄罗斯进行的一项研究显示，进行了额外帮助后，一方面母乳喂养率增加，另一方面孩子的智商提高。总而言之，这使我们有理由认为，母乳喂养确实能够略微提高孩子的智商。虽然很难证实这种影响是否会持续终生，但由于儿童时期的智商能够预测成人后的智商、未来的教育和经济成就，我们可以假设，这种早期优势至少能部分影响成人生活。

婴儿成长环境的社会或文化方面有什么影响？比起流行音乐，听莫扎特的音乐会不会让婴儿的脑期待更高水平的刺激，从而在早期的认知发展上领先一步？简而言之，在养育方式的合理范围内，作为父母，你本身比任何积极决策都更重要。

我们可以将其分开来看。首先，你这个人很重要，你的基因很重要。如前所述，我们感兴趣的性状（如脑尺寸、智商得分和心理健康），大约一半的正常变异可以归因于遗传因素。同时，父母的受教育程度、社会和经济状况也很重要——所以在讨论孩子的成就时，必须将这些因素纳入考虑范畴。你为孩子做出的选择则没有那么重要。我们要说的不是父母虐待或忽略孩子等极端情况，这显然会产生非常长期和严重的影响。几乎没有证据能表明，善意的中产阶级父母的日常选择，对孩子的认知发展有任何长远的益处或损害。带他们学音乐、游泳、法语还是圣经，给他们吃有机、无麸质、自制食品或是微波电视餐①，让他们看卡通片、玩暴力的电子游戏还是鼓励他们阅读经典的文学作品……当然，这些选择确实会产生特定的影响——比如说，他们以后会用法语点餐，或是能讨论《傲慢与偏见》中的细节，从而给未来的女朋友留下深刻印象。但是几乎没有证据表明它们对孩子的整体表现会有任何影响——这些选择无法影响他们未来会有多幸福，赚多少钱，活多长时间。这些重要的问题基本与养育孩子时父母的选择无关，而是由另外两个因素驱动：父母是什么样的人，一生中发生在他们身上的具体事件有哪些。

---

① 一种预包装的冷冻餐，用微波炉加热即可食用。——编者注

这个结论是怎么得出来的？要研究这些事物的遗传性，我们使用的方式大致相同：通过观察拥有不同数量共同基因、不同分量共享环境的家庭成员，了解他们的共同点和不同点。对于遗传学家来说，所有的"环境"（即非遗传的事物）要么是共享的，要么是独特的。举个例子，所谓共享的环境就是由亲兄弟姐妹们共同拥有的家庭环境。例如，你的父母对做不做家庭作业或娱乐性地抽大麻持自由观点，要求早睡，或是只给孩子吃快餐，这些因素都构成你与兄弟姐妹共享的环境。独特的环境则只发生在你身上，与其他兄弟姐妹无关。比如你 5 岁时用午餐钱偷偷地去买糖果，结果脑袋上挨了一下揍。你 13 岁时，因为化学老师而喜欢上了化学课。换句话说，父母可以影响共享的环境，却不能左右独特的环境。大量的研究都是在各种有趣的家庭组合中完成的——一起长大的双胞胎，分开长大的双胞胎，囊括了有血缘和没血缘的兄弟姐妹的收养家庭。所有情况都给出了相同的答案：与遗传和独特环境相比，共享环境产生的影响很小。

独特环境中的什么因素会影响儿童发展？其中一个重要因素是同伴的影响，特别是在涉及孩子行为的方面。令人惊讶的是，孩子选择和谁一起上学，和谁一起出去玩，这些事情比父母带来的社会性影响更强，因为孩子能从同龄人身上学到社交互动。总的来说，儿童，尤其是青少年，会选择一些在某些方面和自己相似的同龄人，然后学着他们的方式做事、穿衣打扮，等等。另一件值得注意的事情是机遇，或者说是随机性，也属于独特环境的范畴。当然，随机性有时也能起到很大的作用。

▷ 做你自己

另一个驱使孩子成长的因素是他们在生命早期形成的自我。在前文中，我们以音乐为例浅谈了一小部分：父母可以同时影响到孩子本身和孩子成长的环境，这些作用都是终生累积的。所以，有些被我们认为纯粹属于环境因素的事物，其中可能一部分或大部分都受基因影响。同时，一些基因驱动的健康或不健康的结果，也可能通过行为选择来改变。

举一个行为和疾病之间存在明确关联的例子：吸烟和肺癌。毫无疑问，吸烟是一个环境因素，它会增加肺癌风险。但这里也存在着一部分基因作用：基因使一部分人易患肺癌，容易产生吸烟的倾向，即使知道吸烟的负面后果也要继续吸烟。有些人从吸烟中获得的快乐比其他人更强，有些人戒烟的难度比其他人更高。其中一些差异是由遗传因素引起的。

我们认为，基因、早期环境和终生脑健康之间的许多关系都是通过类似的行为选择和倾向来实现的。但是很难确知它们的发生顺序，也难理清风险行为和健康状态孰为因果。例如，已知精神分裂症患者使用大麻多于一般人群，但因果关系是什么呢？是因为具有精神分裂症早期症状的人喜欢用大麻来帮助自己应对问题吗？还是因为大麻容易导致或引发精神疾病？（研究人员认为使用大麻确实会导致脑更容易患上精神分裂症，但这个猜想很难确证。）

要回答这类问题，最合适的办法是通过终生追踪一批人来进行研究，最好是从他们出生之前开始。在 1972 至 1973 年，一项研究项目在新西兰的达尼丁镇招募了 1000 多名婴儿。现在，曾经的婴儿都已经超过了 40 岁，仍有 96% 的人与研究者保持联系，这让达尼丁研究小组得以发现早期环境对脑的很多影响，以及这些影响如何作用于一生顺遂的人，又如何让一些人麻烦不断。

达尼丁研究发现了一件令人惊异的事情，那就是早期气质差异，特别是自制力的差异，会对我们造成终身影响。高度自制的孩子往往很谨慎：他们已经学会在某种程度上控制自己的冲动和情绪爆发，并且能够延迟满足 ①。这类行为由前额叶皮层控制，你可能还记得，前文曾提到前额叶皮层是脑最后发育的部分，青春期仍在不断发展，一直持续到二十出头。因此，总体来说，自制力高的孩子，脑功能更加成熟；同时，就像其他气质类型一样，自制力的高低具有终生的稳定性。事实证明，这种早期的倾向对一生都有影响：达尼丁研究项目发现，3 至 11 岁时自我控制能力较差的儿童（由研究人员、老师和父母报告），在晚年生活中出现一系列负面结果的风险比其他儿童高得

①　延迟满足是指一种甘愿为更有价值的长远结果而放弃即时满足的抉择取向，以及在等待期中展示的自我控制能力。——译者注

多。这些负面结果包括较差的经济状况（较低的收入、储蓄和房屋）、较差的身体健康状况和较高的成为单身父母可能性，也更可能有犯罪记录和使用毒品。

为什么那些在早期生活中缺乏自制力的孩子，最终会成为境况较差的成年人？对达尼丁项目被试十几岁时行为的记录，能够帮我们解释一部分原因。在十几岁时，缺乏自制力的孩子更容易陷入诸如早早退学、吸烟、怀孕之类的麻烦中。基因分析进一步揭示了达尼丁项目中一部分被试得以成功的驱动力。那些生来就拥有更"成功"的基因组合（其他研究发现这种基因与更高的教育水平相关）的人，一生中往往表现得更好，小时候比别的孩子更早学会说话和阅读，成年后比别人获得更高水平的工作和伴侣，甚至是退休计划也比其他人更为优越。具有更高成功遗传倾向的儿童，不论出生于什么样的社会阶层，都具有更高的社会流动性。通过如此仔细地研究这些孩子生活中的事件，我们可以瞥见，某些脑功能的差异可以通过无数种方式，影响未来生活的几乎每一个方面。

▷ 成年之后：你能为脑做些什么

读这本书时，你的早期发展，甚至是十几岁时的选择，很可能都已经完成了（如果还没完成，那么恭喜你，你走在了同龄人的前面！）那么，我们现在能做些什么来优化自己的脑，使其免受衰老的摧残呢？

关于这个问题，人们提出了很多建议，但并非每个建议背后都有充分的科学证据。我们在此提出两条最成熟的建议，可以满怀信心地说——这一定有用。和身体健康一样，没有保护脑健康的灵丹妙药。我们所能做的就是保持身体和心理的活跃性。要让脑健康地面对衰老，我们真正要做的是：其一，最大限度地减少对脑硬件的持续损害，主要通过尽可能地保持其血液供应；其二，尽可能地优化脑软件的运转。

大量证据表明，保持思维活跃的人（如学习一门新的语言或乐器，常做填字游戏或其他智力挑战活动），保持完整认知功能的时间会更长。然而，我们必须非常小心因果关系的方向。也许，与那些认知能力已经开始衰退的人相比，认知方面完好无损的人从具有挑战性的活动中能得到更多快乐。很难通过方法严谨的研究来检验脑训练计划的有效性，这种训练计划会用越来越难但令人愉悦的谜题或游戏来建构人们的认知功能（如同不断增加重量来加强肌肉力量）。然而，人们会选择并坚持从事自己觉得更有趣的活动，所以，很难通过足够严谨的控制研究，来探索特定的脑训练方案或认知活动是否真能对健康的脑功能起到支持作用。

显而易见，在某种程度上，那些较常从事高认知要求活动的人，受到脑衰老和退行性疾病（如阿尔茨海默病）的生理影响相对较轻。正如第7章中指出的，我们把这种减轻影响的"缓冲区"称为"认知储备"，它是脑功能的后备库，能保护我们免于承受脑损伤带来的功能性后果，这种损伤可能是正常衰老造成的，也可能由疾病导致。现在认知储备已经非常清晰了：智商高、受教育年限长和挑战性工作经历多的人患痴呆症的风险更低，尽管他们的脑显示出的年龄和疾病相关损害量也很正常。事实上，尸检研究显示，就认知储备水平高的痴呆症患者而言，即使他们的脑损伤比认知储备水平低的患者更严重，表现出来的严重症状也比较少。

我们认为，认知储备可以毕生持续建构，所以不管多大年纪，参加具有挑战性的认知活动、学习新技能都有益处，"用进废退"原则也始终适用。然而，对于许多人——尤其是那些从事高等教育或知识型工作的人来说，生活本身已经具有认知上的挑战性，甚至不需要专程采取什么措施。所以，青少年时期要做出好的选择，退休后要保持智力活跃，那么在中间阶段，你能为自己的脑做的最好的事情是什么？

别无捷径。你所能做到的最好的事情，就是为了支持已经成熟的脑，保持生理上的活跃性。对此有一个相当简单的解释，脑需要消耗大量的氧气和能量，而这些氧气和能量都依靠心脏泵送到身体的各个角落。不良的心血管功能以及相关的症状（如动脉中沉积物的堆积），会通过阻止氧气和其他营养物的充分流动引发脑损伤。随着时间推移，这可能导致相当严重的慢性损害（如包括冠状动脉疾病和心力衰竭在内的心血管疾病），也可能导致中风（相当于心脏病发作）一类的急性问题。保持心血管健康能使所有脑机器处于良好状态，从而支持认知功能。

"啊哈，"你也许会说，"但大多数证据都是观察性的，因此也可能是本章反复提到的混淆因素，不能确定因果。受过高等教育、高智商、社会或经济状况较好的人也许更倾向于用各种方式照顾自己的健康——他们可能饮食结构更佳、压力更小、更不倾向于吸烟，也更可能一发现问题就去看医生。难道所有这些东西都不会影响脑健康吗？"

它们的确可能影响健康。有些研究依赖于询问被试上周做了多少运动，当然会存在很多局限，更别说让被试回顾自己的一辈子了。像往常一样，我们认为，要知道运动是否真的有助于改善认知能力，最强有力的检验方式是随机对照试验（randomised controlled trial，RCT）。在随机对照试验研究中，被试被随机分配到干预或控制条件组中。在药物治疗类随机对照试验研究中，干预组使用对症药物治疗，而控制组则使用安慰剂。如果要将身体活动当作干预手段，就没那么简单了。除了决定被试的锻炼方式、频率、力度之外，你怎么能确保那些平时很少锻炼，被随机抽取进锻炼组的人，实际上真的听话锻炼呢？此外，对控制组的要求应该是"像平时那样运动"还是"完全不锻炼"？与过去一辈子行为的影响相比，干预需要持续多长时间才能产生作用？

要寻找证据，比较适宜的方法是找一些可以通过更高层次力量迫使人们进行身体活动的场所。军事训练或监狱系统可能有效，但这不可能是大多数人的典型生活方式。因此，我们转而面向孩子。

已经有一些人开始尝试在儿童和年轻人中进行以锻炼为干预方式的随机对照试验研究，最常见的手段是改变儿童在研究期间参加的强制性运动或体育课程的数量。这些研究往往规模较小，时间相对较短，但好消息是，他们确实发现被试的学术成就或认知表现有所改善。由于增加每周的体育课程是确保增加儿童身体活动量的一种非常有效的方法，这些研究肯定支持了我们的说法，也就是说，运动确实是优化脑健康的主要驱动力。我们已经知道运动的好处，但是大多数人仍然做得不够，也许因为人类就是这样一种生物，很难忍受用短期的痛苦换得长期的利益。如果我们对脑功能的短期收益感兴趣——比如说，备考期间去跑步是否划算——就需要知道，锻炼几分钟时间，脑中会发生什么变化（我们很快就会详细阐述这一问题），这对认知究竟有益还是有害。

一种（心理学的）解释是运动能增加心理唤醒和警觉性，从而提高我们处理信息的能力。更偏向生物学的解释是，运动会释放一系列的化学物质（如多巴胺和肾上腺素），其中一些物质是细胞过程的关键驱动力，而要形成新的记忆，就必须有这些过程。换句话说，急性运动能在分子水平上唤醒脑，从而使其更好地处理记忆和其他信息，不管你一生中总共做了多少锻炼，今天的运动都会帮助脑为建立此刻的新记忆做出最好的准备。

因此，运动对脑中的化学物质有积极的影响。然而，如果你突然开始每周在跑步机上辛苦地跑上几个小时，脑里发生的生理变化很可能是最不明显的。不过肌肉发生的变化也会影响脑的功能。最近一组对老鼠、猴子和久坐不动的大学生的研究表明，运动时肌肉会分泌一种叫组织蛋白酶 B 的化学物质。经过长达 4 个月的艰苦跑步机跑步计划后，曾经习惯久坐不动的学生血液中的组织蛋白酶 B 水平的增加与视觉回忆（如根据记忆绘画）的改善程度相关。

肌肉分泌的东西如何帮助这些学生进行认知测试？答案就在海马中。我们要重新关注这一脑结构，其中一个原因是它是仅有的两个可以产生新神经元的主要区域之一。这一点相当重要，就在不久之前，人们还认为所有的神经元都是在胚胎发育过程中形成的，但如今，大家估计成人的海马每天大约能产生700 个新神经元。

不幸的是，目前还没有好方法来精确测量活人海马的日常变化，但我们已经知道，当啮齿类动物被安置在跑轮上时，运动既增强了它们的认知能力，也增加了海马中发育的新神经元数量。这可能是运动增加海马尺寸和增强记忆力的主要机制。神经形成过程受到被称为生长因子的化学物质调节，而组织蛋白酶 B 似乎能调节这些生长因子中的一部分。这是一段相当长的旅程：组织蛋白酶 B 由肌肉产生，随着血液流动，穿过血 –

脑屏障,最终在脑的深处找到自己的目的地。在此处,它的存在能够刺激新神经元的形成。

关于运动的最后一个问题:由于运动对脑的即时和长期影响完全不同,它们各自代表了优化脑功能的独立策略。如果将二者放在一起会怎么样?最近的一项研究随机抽取了 75 名平时不太运动的年轻人,让他们在 4 周内进行不同程度的身体锻炼。在研究开始和结束时,分别测试了他们的记忆力。不出所料,4周时间里锻炼越多的人,记忆力提高的幅度也越大 —— 但表现最好的是那些在测试当天也锻炼过的人。下次你坐在沙发上思考要不要去跑步的时候,想一想,运动就是为今天及明天的脑功能所做的投资,这或许能帮助你走出家门!

▷ 什么限制了我们的脑功能?

谁也不能选择自己的父母,同样,也无法选择早年的经历。无论我们的父母怀有多么可取的打算,对发展最优脑似乎也没什么用处。然而,本章讨论了两种可能对脑发展产生影响的成年后的行为,事实上,我们谈到的还远不止这些:压力往往对脑有害,管理压力(通过冥想、瑜伽、音乐、社交或其他许多方式)则对脑有益。对于第 5 章讨论过的睡眠问题,我们也进行了更详细的讨论,并得出结论,睡眠能够每天补充脑的能量,大家应该好好保护睡眠质量。这些建议都不会太出人意料。我们早就知道什么对身体健康有好处，要说本书能给大家提供某些有用的信息，那可能就是 —— 脑健康跟身体健康真的没什么不同。那么，是否值得为了优化脑功能而改变自己的生活？当然值得。你应该知道，我们都是习惯的生物，不管是主观故意还是因为其他原因而接受的生活方式，往往会成为持续终生的行为模式。

然而，虽然我们和父母竭力筹划，但每个人的脑功能以及由此带来的一切仍然各不相同：包括受教育程度、职业和社会成就，晚年认知能力的保持，以及幸福。其中后二者也许是我们最应该追求的目标。具有讽刺意味的是，我们对导致精神疾病和认知衰退的原因的了解，远远多于对健康的心理和认知老化的认识。直到最近，人们的研究兴趣才开始转向那些看似拥有最优脑的人：他们在非常衰老的时候仍然保持着认知上的敏锐，或是面临巨大挑战却仍拥有极好的心理健康状态。这些人很稀有，但确实存在。关于人脑功能的限制，我们能从他们身上学到些什么呢？

美国西北大学在芝加哥的"超级老化"项目，是这一领域的一个特别有趣的尝试。这项研究的对象都在 80 岁以上，但认知能力（尤其是记忆）相当于五六十岁的健康个体。对这些超级老人的脑神经成像研究显示，他们的脑皮层比一般同龄人更厚，完整脑组织数量则相当于五六十岁的人。右侧扣带回有一个与认知和情绪处理相关的区域，超级老人的这部分皮层厚于比他们年轻几十岁的志愿者。事实上，在这些八十多岁的"年轻人"的脑中，一部分核心脑网络（例如控制记忆和注意力等功能的部位）看起来就像真的年轻人一样。

因此，那些到了晚年认知能力还特别完整的人，可能受益于自己在某种程度上特别抗老的脑。而那些心理健康状况异常好的人呢？达尼丁研究发现，在研究对象的人生前 40 年里，只有 17% 的人从未达到任何一种精神疾病的标准。这一点很重要 —— 终生良好的心理健康状态十分罕见，大多数人或多或少都会遭遇一些状态很差的时期。那些心理健康状态持续良好的少数人带有的特征，可能与你一开始猜测的完全不一样。他们并非出生在富裕家庭，身体不是特别健康，也没有超凡脱俗的智力。然而，他们的性格似乎特别好，也没有精神疾病家族史 —— 我们可以推断，他们在遗传和早期的环境背景方面都很幸运。

那么，现在的脑能好到什么程度呢？考虑到早期发育和抵抗年龄相关性衰退方面的特殊优势，脑可能在 20 岁左右达到功能高峰，如果幸运的话，这种状态可以持续 60 年。在当代，人脑比以往任何时候都拥有更多机会：我们拥有最优化的营养和教育；通过互联网和其他信息技术能够无限制地获取现有的人类知识；而贫穷的程度减轻了，苦役和对智力没有要求的工作也比过去少了很多。如今的超级老人，尽管已经非常幸运，却仍无法超越他们的孙辈和曾孙辈从出生就具备的技术和科学优势。在第 9 章中，我们将放下对当今科学状况的慎重考量，大胆猜测未来的人脑可能与你我的有什么不同。

近在眼前：我们能通过技术手段保护甚至增强脑力吗

　　人类这种生物，总是愿意为了变美而不遗余力。在全球范围内，我们每年花费 1800 亿美元购买化妆品。2014 年，美国整形外科医生协会为超过 25 万名妇女做了植入隆胸手术，从中赚取了超过 10 亿美元。那么，我们对增强脑功能的欲望也有这么强烈吗？

　　如果只需按一下按钮、吞一颗药丸，或者挨一下电击，就能提高智商、增强动力或魅力，会怎么样呢？多年以来，类似的想法一直是一些伟大科幻小说的情节基础。在这一章中，我们将探讨它们距离现实有多近。

　　我们也会思考，此时此刻，作用于人脑的是什么样的进化力量。我们知道，人脑在数千年前达到了物理上的峰值，此后就开始了萎缩，那未来还会如何变化呢？隆胸手术的风靡可以说明，性选择不完全取决于潜在伴侣的脑有多大吸引力，因此，脑的进步几乎不存在进化压力。然而，在人脑成长、工作与适应的环境里，许多方面都会迅速改变，例如那些开始逐渐控制我们工作与休闲时间的屏幕。因此，我们不仅可以预测科学技术将使人脑的哪方面变得更好，还可以预测它未来可能不再需要哪些部分。

▷ 聪明药

　　从聪明药开始无疑是最合适的选择。聪明药，有时也可以称为促智药（nootropics），不是一种单一的药物，任何被认为可以改善认知功能的处方药、非处方药甚至未经检验的草药补充剂都可以冠上这个名字。2011 年的热映电影《永无止境》（*Limitless*）的主题很奇妙，它试图探讨一种真正有效的促智药会给我们的世界带来什么样的可能性和挑战。影片虚构了一种促智药 NZT-48，让布莱德利·库珀（Bradley Cooper）饰演的角色脑中释放出巨大的未经使用的能力，把他从一个苦苦挣扎的作家变成在股市上赚取数百万美元的美国参议院议员。然而，伴随着物质上的成功，这种药物也带来了风险：许多服用它的人由于副作用而死亡或住院；为了获得药物，主角不得不走上一条大多数人会觉得有道德问题的道路。这部电影并没有说明NZT-48是否影响他的长期健康，但它似乎使他的生活更加充实，当然也更加危险。最关键的是，这种药物是非法的、秘密的，只有少数人能买到。无论库珀选择做什么，这种药物都赋予了他强大的竞争优势，但库珀也面临着后勤保障问题，即如何获得安全持续的药物供应。

《永无止境》是个伟大的故事。而它有多接近现实呢？它当然说明了许多现实伦理问题，这些问题与开发认知增强药物相关，包括为了增强脑功能，人们可以接受哪些副作用；如何管理药物，使其对社会的总体影响保持积极与公正。在科幻小说领域里，NZT-48的有效性设定非常重要。目前，现实中还没有任何药物的效果能与之媲美。

我们对聪明药的模样有着越来越深的理解，对它们的作用原理开始有了些许认识。已经有一些药物能够起到一定作用，例如，治疗阿尔茨海默病的处方药物，可以在一两年内改善大多数患者的记忆和其他认知功能。这种疗法通过增强神经递质乙酰胆碱发挥作用，对因疾病而扭曲的机制之一进行补偿。健康的年轻人脑中不缺乏乙酰胆碱，服用这些药物对提高认知功能并无太大作用。因此，这些类型的药物不具备改天换地的革命效果，也就不可能成为《永无止境》的剧情基础。

人们希望能通过一组处方药获得认知上的竞争优势，但这种药物本来是用于治疗注意力缺陷多动障碍的。注意力缺陷多动障碍是一种脑发育障碍，可严重影响一个人的学习和工作表现，以及他们的社会和家庭关系。一类似乎对注意力缺陷多动障碍患者有帮助的药物是苯丙胺类兴奋剂，例如哌甲酯（通常以利他林品牌出售）。对于多动症患者而言，这些药物的作用是让前额皮质的神经元获得更多的神经递质（去甲肾上腺素和多巴胺），激活前额皮质、影响认知的部位和活动不足的部位。

有证据表明，通过服用这些药物，没有注意力缺陷多动障碍症状的人也能在认知层面获得一些好处。控制性研究测试了一小部分健康的志愿者，让他们一天服用治疗注意力缺陷多动障碍的药物，另一天服用无用的安慰剂，发现即使对于没有注意力缺陷多动障碍的人，哌甲酯也能对记忆力起到一点促进作用，其中一部分人甚至能改善其他认知方面的问题。

你可能会觉得这听起来非常棒，但就没什么坏处吗？嗯，许多兴奋剂类药物会使人上瘾，对身体有全面的影响，例如会令血压和心率上升，睡眠和食欲下降。这些副作用可能严重危害健康，尤其是在药物使用频繁而又缺乏医疗监督的情况下。因此，它们在认知增强剂中的明星地位，已经一定程度上被副作用少的药物所取代。一种叫莫达非尼（modafinil）的药物大约是眼下最流行的，它和兴奋剂有一些共同的特性，最初被用于帮助睡眠障碍患者保持清醒警觉。它以一种更微妙的方式作用于脑，生效的化学部位与可卡因相同，方式却并不一样，这意味着上瘾的可能性要低得多。由于很少有人报告服用莫达非尼出现了副作用，因此在大多数国家，这种药物的法律限制都相对宽松。

据估计，合法出售的莫达非尼大约90%是医生开出的处方，却没有用在治疗睡眠障碍上。莫达非尼治疗睡眠障碍已经过美国食品和药物管理局（FDA）等监管部门正式测试和批准。除此之外，它还被用于治疗由疾病或其他药物引起的疲劳和药物镇静症状，被军队和其他政府机构用来在长期战斗或执行任务时保持人员警惕，以及被学生和其他人用来提高认知能力、获得竞争优势。用来促智的莫达非尼及其他处方药的非处方（非法）销售市场很大：对美国和欧洲大学生的调查报告显示，去年有10%至20%的学生使用过此类药物。

据报道，莫达非尼有两种不同的益处，可以解释它为什么能在没有睡眠相关认知障碍的人群中流行。首先，它似乎增加了人们在完成一些乏味任务时获得的快乐，比如屈膝下跪，或是为考试而学习。第二，人们倾向于在一些更高层次的认知功能上表现得更好，比如工作记忆、计划、抑制不适当或冲动反应的能力。药物带来的影响通常很小。但是，认知、警觉性或坚持完成相对无聊任务的能力哪怕只是稍有提高，也会对很多人产生功能上的巨大益处：夜夜笙歌的学生、任务重复但必须确保安全的工人，甚至是最优秀的外科医生、空中交通管制员和军事指挥官……疲劳和认知受损可能对他们产生致命后果。

在阿尔茨海默病和多动症的例子中，药物都是通过纠正神经化学失衡来起作用的：患者的脑的某些化学功能低于最佳状态，而药物则纠正了这一点。对于莫达非尼来说，健康人服用它产生的很多益处，可能与增强动机或集中注意力有关，而不是真的能提升智力。尚不清楚的是，目前是否存在任何药物能改善已经处于最佳功能状态的人的认知——也就是说，对于那些神经化学没有缺陷、没有睡眠剥夺、也不感到无聊或疲劳的人而言，我们目前仍不知道药物是否能让他们的认知水平更上一层楼。事实上，感到疲劳或注意力不集中时，大多数人已经使用了认知增强剂来提高认知水平——如咖啡因。像其他兴奋剂一样，过度使用咖啡因会引起神经过敏、心悸和睡眠问题，但是与所有这些新型药物不同，咖啡因便宜、合法，还能在市场上买到各种美味的款式。总而言之，在功效方面，很难看出现有的促智药比咖啡因优越多少。当然，它们距离《永无止境》里的设定还很遥远。

最主要的原因是，开发新药是一项非常棘手的工作。我们简简单单吞下的药丸，其实是一个化学工程生产出来的复杂结构：它必须溶解在胃里，吸收进血液，最后让活性成分在身体特定部位发挥作用，就连发挥作用的速度都必须符合我们想要的效果。如果它是为了消除头痛，就应该尽可能快地生效。但是，如果药物目标是纠正脑内特定系统中 5- 羟色胺有效性的不平衡状态，我们则希望它以稳定的速度生效，在每次服药的间隔时间里，脑中的 5- 羟色胺相关信号都保持稳定。

药物要到达脑，必须克服一个巨大的生理挑战：跨越血 – 脑屏障。血 – 脑屏障是一种高度选择性的薄膜，它将整个脑包围起来，阻止血液循环中的大部分物质进入脑中。血 – 脑屏障存在的目的就是阻止对脑有害的物质进入，包括一些其他身体功能所需的物质，以及血液中可能存在的任何毒素。血 – 脑屏障的缺点是它严重限制了可用于脑靶向药物的化学物质类型，尤其是较大、较复杂的分子，它们很难通过血 – 脑屏障进入脑中。因此，如果我们要认真考虑未来增强脑功能的方式，可能需要关注药物之外的途径。

▷ 超越药物：激活脑的新方法

除了刚才讨论的技术难题之外，服用药物还有一种内在的低效性。那么有没有更直接影响脑回路的方法？

事实上，这种方法有很多种，其中一些医疗方式已是公认的最佳实践方案。当药物对严重的抑郁症及一些其他精神疾病无效时，人们会使用电休克治疗（Electroconvulsive therapy，ECT）这一常规的有效治疗手段，在病人的颅骨上放置两个电极，在它们之间传递电流，刺激患者的脑。它曾经被认为是最后的补救方法，这并不奇怪，因为在早期，该程序没有得到优化，常常出现重大的副作用（如记忆力丧失）。现代电休克疗法在程序上更为复杂，旨在将副作用减到最低，通常会先让患者进入药物镇静状态。对于那些令其他治疗束手无策的抑郁症患者，单轮电休克治疗能对其中一半人起效：在精神病治疗领域，这样的成功率已经非常高了。

人们认为，电休克疗法之所以能生效，一方面是通过在短期内重置脑中的电活性和化学活性；另一方面，或许还能长期促进新的神经生长。有几种其他形式的外源性刺激，可以制造一些不太剧烈的神经复位。这些方式可以应用于更集中的脑区，并且不会产生痛苦，能在患者清醒时使用。最常见的形式是经颅直流电刺激（transcranial direct current stimulation, tDCS），这种方式能通过置于头皮上的两个电极向脑中某个区域施加恒定的低电流。电流可以刺激或抑制电极靶向区域的神经元放电：虽然它似乎既不能改善、也不会恶化认知功能，但该技术显示出治疗抑郁症、中风和其他一些脑部疾病的可能性。人们认为这种技术单次使用是安全的。目前，在欧洲，经颅直流电刺激技术已被批准用于治疗抑郁症，但在美国，人们认为这种疗法的有效证据还不足够。

经颅直流电刺激技术非常重要，但仍然有待继续探索，与此同时，还有一些疗法也已存在很长时间了，尤其是用磁体取代电流来改变神经元放电的技术。对患者进行经颅磁刺激（transcranial magnetic stimulation，TMS），可以在他的头上放

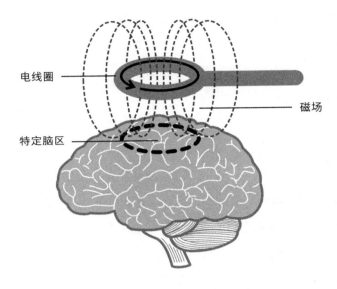

图 7　经颅磁刺激（TMS）

一个特别设计的电线圈，将角度调整向特定脑区，然后利用磁场的快速变化，让脑中产生一个微弱的电流。虽然这听起来有点像高中物理课里的内容，但经颅磁刺激技术实际上应用很广泛，被认为是治疗偏头痛、神经病理性疼痛和抑郁等疾病的有效方法。

不过，这样的方式也存在问题。正如药物疗法因难以穿过血–脑屏障而受到限制，经颅直流电刺激或经颅磁刺激信号也需要穿过颅骨，才能瞄准目标脑区。颅骨由骨头构成，不是大型电导体。因此，在空间的精确度和刺激脑的深度这两方面，这些技术都存在困难。如果需要治疗的脑区面积很大，位于脑皮质外表面，这二者可能都不是问题。但是，如果你需要影响的脑区很小，位置又很深呢?

如果我们要转变方向，寻求直接对脑进行刺激的方法，就可以在脑中植入电极，与皮肤下埋着的电线相连接，通向控制装置（通常位于锁骨下方）。显然，这个手术并非轻而易举就能达成，但对于某些类型的帕金森病、原发性震颤、癫痫、抑郁症和强迫症患者来说，"深部脑刺激"（deep brain stimulation，DBS）是一种安全有效的治疗方法，能够帮助解决一些药物无能为力的症状。与经颅直流电刺激、经颅磁刺激等侵入性小的技术相比，将电极植入脑的正确部位，局部和聚焦效果更好。最成功的方式是将电极植入基底核，它是位于脑中枢深处一组非常重要的核，控制着许多功能，包括随意运动（voluntary movement）以及认知功能和情绪的一些方面。当基底核中的多巴胺能神经元死亡时，就会出现帕金森病的许多严重症状，包括无法进行某些运动，又不能停止身体其他部位的动作。深部脑刺激让患者得以重新控制这些症状，并彻底改变了其他神经疾病的治疗方式。患上那些疾病之后，无法自如控制自己的运动可能成为日常生活的巨大障碍。

▷ 超越生物学：脑用硅酮植入物

不知不觉中，我们就进入了这样一个新世界，甚至已经开始谈论把机器植入脑中了。将深部脑刺激电极植入脑内就是其中的一个例子，但这只是一个开始。

用电子设备替代受损的神经硬件并不是什么新鲜事：早在20世纪80年代，电子耳蜗植入器就已经出现了。从外部看，这些设备看起来像助听器，作用却与之大不相同。助听器是一种外部设备，可以放大进入耳朵的声音；而耳蜗植入物则可以绕过耳朵，直接向脑中发送电信号。它包括一组植入耳蜗的电极，一个位于内耳的骨头腔室。位于耳后的外部装置拾取语音信号，并将它们转换成电子信号。这些植入器拾取了电子信号，将其直接发送到听觉神经。耳蜗植入器最初被批准用于患有听力损失的成年人，但是最近更强调在儿童中使用，因为语言发展存在关键期，所以在孩子18个月之前植入人工耳蜗是最理想的选择。许多早早接受人工耳蜗植入的听力障碍儿童发展出的语言技能更接近正常水平。

现在人们正在研究类似的装置，希望能为盲人恢复视力。这种装置拥有一套外部视频捕获系统，处理动态实时图像，并以电信号的形式发送到植入电极组。然后，电极组再将它们传递到视神经，或直接传递到初级视觉皮层，也就是最早的视觉处理区域。

如你所见，补偿感官损害的装置不仅仅存在于科幻小说中。但有自尊心的半机械人还会想要什么脑工具呢?

也许是仿生肢体? 疏通损坏或缺失的神经，让脑能够直接控制假肢的装置正变得日益复杂。这些装置从运动皮层读取神经活动，解码人的意图，然后用解码后的信号来控制机器肢体或外部物品（如计算机或轮椅）。

这种装置的主要难点之一是如何让它们不仅读出来自脑的信号，还提供实时感觉反馈，因此，用户控制假肢时可以进行微调。（想象一下，如果感觉不到用刀的压力，切肉会有多难，或者如果不能感觉到握持的力道，吃香蕉又有多难。）这一领域的许多技术发展都是由军方资助的研究人员领导的，特别是在美国，大批脑或身体受到极大伤害的退伍军人从战区归来，为投资这些尖端技术提供了巨大的动力。2015 年，美国的国防研究机构美国国防部高级研究计划局（DARPA）宣布，研究人员首次成功地修复了假肢与感觉、运动皮层区域之间的反馈回路。28 岁的被试因脊髓损伤瘫痪了十多年，接受了改造之后，他报告说，自己不仅能直接用脑控制假肢，而且能感受到生理感觉，就像自己原生的血肉之躯一样。2017 年 3 月，英国广播公司（BBC）和其他新闻媒体报道，一名叫比尔·科切瓦尔（Bill Kochevar）的四肢瘫痪男子，在遭遇自行车事故 8 年以来，首次能够通过植入运动皮层中的传感器来控制手臂内的植入器，自如地吃土豆泥。类似这样的案例表明，在头脑和机器的有效整合方面，我们的进步有多么迅捷。

另一种真正有用的人脑 – 计算机交互作用，能在语音产生系统发生损坏的地方重建连接。这一系统最著名的用户可能就是斯蒂芬·霍金教授，他患有运动神经元病已将近 50 年了。作为剑桥大学应用数学和理论物理系的教授，他能得到最好的脑控交流辅助工具。霍金教授用过许多辅助系统，包括脑和眼动控制交互系统，他表示，最方便轻松的系统实际上相对简单。它包含一个安装在眼镜架上的红外线开关，可以监测他的脸颊抽动，用来控制电脑上光标的移动。然后，他在计算机上写的文本被发送到语音合成器，从而能够帮助他参与实时对话，也能对讲座和演讲进行预先录制。

霍金教授的交流系统使他能够继续从事自己非常成功的事业，尽管他的脑运动区疾病肆虐。使用外部技术补偿脑疾病和脑损伤的影响，对一些患者来说可能是向前迈出的一大步。目前看来，人脑 – 计算机交互作用和神经假体可能会向着有利于人脑健康的方向发展，也许能让我们超越速度、力量、信息处理或记忆方面的极限。人工智能（AI）系统能利用庞大的外部计算能力来解决特定的问题，在某些特定领域已经开始比人类表现得更好。到目前为止，它们远没有人脑那么灵活——这并不奇怪，因为它们在复杂性、零件数量或优化时间（人脑经历了成百上千年的优化）方面无法与人脑相提并论。但是人工智能运行某些特定程序比人类更快，并且具有更强的韧性、不会疲劳，也没有失误。例如，在象棋、围棋一类的游戏中，人工智能系统已经多次打败人类中的顶尖高手，这些游戏的规则固定而有限，比起智力有限而容易犯错的人类，人工智能系统能够更高效地计算出可能的排列组合数量和每一步棋的后果。随着假肢和人脑 – 计算机交互技术的成熟，将它们与人工智能处理系统结合起来可能有助于提升半机械人的功能水平。

同时，对于脑部疾病患者来说，硅酮技术是唯一的希望吗？事实上，对一部分病人而言可能不然，他们或许应该相信最大的进步可能不是来自计算机或机器的更新迭代，而在于生物学的发展。生物学能使我们尽可能接近问题的根源，从而彻底匡正疾病导致的异常状态。

▷ **正本清源**

正如我们已经讨论过的，大多数脑疾病和脑功能的基因起源都很复杂，不由单个基因控制，而是许多基因共同起作用，同时，还存在许多环境因素。虽然，很可能迟早有一天，人们会从婴儿出生时就开始测序基因组，即便如此，由于遗传状况十分复杂，再加上表观遗传学的卷积，我们不太可能仅仅根据基因组序列就预测他们未来的人格、智商或疾病风险。

未来治疗脑疾病时，基因组学（genomics）很可能会扮演更重要的角色，因为基因治疗可以从源头上改变基因驱动的特性或生物学功能。基因材料将像药物一样用于纠正或补偿有缺陷的生物状态，与药物不同的是，它只针对特定器官或细胞组生效，还能根据需要而选择开启或关闭。

让我们回到基底核。在此之前我们讨论了多巴胺能神经元的死亡如何引发帕金森病。导致脑中这一关键部位出现问题的另一种途径是，神经元接触到亨廷顿蛋白突变体。正如你可以从名字中猜到的，编码亨廷顿蛋白的基因突变是亨廷顿病的成因，而亨廷顿病是一种罕见的由单一基因引起的脑部疾病。因此，只要我们能够阻止亨廷顿蛋白突变体的形成，通过阻止神经节神经元的死亡来治疗亨廷顿病就会相当简单。

新的基因疗法正在试图做到这一点，首批试验从 2015 年底开始。这种治疗将一种被命名为 IONIS-HTTRx 的小分子注射进脊柱，使其在脑脊液中传播，最终到达脑中的神经元。这种药物能使接触到的细胞中的亨廷顿基因沉默，从而大大减少其中产生的亨廷顿蛋白数量。基因沉默的工作原理并非直接针对 DNA，而是 RNA。RNA 是一种重要的中介化学物质，能将写在 DNA 中的配方转化成形成特定类型蛋白质的长链氨基酸。所以即使 DNA 保持完整，只要 RNA 被灭活，就能阻止细胞制造出讨厌的亨廷顿蛋白突变体。

现在说这种特殊疗法或其他类似疗法对人类是否安全有效，还有些为时过早。但基因沉默并不是走近头脑的唯一方式。最近，在编辑实际的 DNA 代码、完全去除突变序列的技术上有了惊人的进步。这些技术被冠以非常复杂的名称,如规律成簇间隔短回文重复(clustered regularly interspaced short palindromic repeats,CRISPR)和锌指核酸酶(zinc finger nucleases,ZFNs)。这些技术的核心在于能够识别特定 DNA 序列,并且对 DNA 分子进行切割。

在实践中,这意味着,假设我们能够安全地把一部分基因编辑工具放入活细胞中,事先为其剪切掉 DNA 序列中致病的部分,替之以中性部分 —— 就像在发送之前用文字处理器来审查电子邮件一样。这句话中的"假设"很重要,因为这一技术的难点就在于此 —— 基因编辑工具是大分子,不能以口服药物的形式进入体内,要么直接注射进脑,要么包装在设计特殊的病毒里,通过手术放入脑中。在早期胚胎状态下,让这种病毒侵入所有细胞相对比较容易,可以从小就培育出不会患亨廷顿病的脑。但在成年人的脑中,要确保每一个可能患病的神经元都感染这种有益病毒会困难很多。

亨廷顿病是由单个基因引起的,这很罕见,但它不是唯一一种对基因技术进步有迫切需要的脑部疾病。例如,在帕金森病中,目前已有几种基于有益病毒的疗法,在早期临床试验中表现出了一些前景。这些研究的目的在于提供基因疗法,这种疗法能促进特定区域的神经元生长,也能增加或减少神经化学物质在基底核特定部位的产生。

最后一个激动人心的可能性是利用基因工程创造出一个系

统——只需要给脑中不同组的神经元照上不同的光线，就可以操纵它们进行开关。这种技术叫光遗传学（optogenetics），听起来很离奇，但现在已经被广泛应用于实验室研究。它依赖于这样一个事实（与我们先前讨论的方式大致相同）：通过基因工程，可以让神经元和其他细胞表达光敏离子通道。离子通道是位于细胞壁上的蛋白质，它们充当入口，让不同种类的离子（带电粒子）进入细胞或被挡在门外。在神经元中，离子通道尤其重要，因为它们能通过控制带电粒子的流动而控制细胞的电状态，从而掌控神经元何时放电。一旦细胞有了这些新的光敏离子通道，神经元（或一组神经元）的放电就可以通过向细胞闪烁光来控制。这项技术可以对神经活动进行非常特殊的操作：研究人员不仅能控制哪些神经元对光线敏感，而且可以精确地控制这些细胞中的放电何时开启、何时关闭。

这项技术非常美好，它是一种真正有用的方法，能在活体动物实验中探索不同神经回路的行为。不过，你也许已经发现了问题的症结所在：它仍然会卡在同一个老地方，从前的难点在于如何将编好的基因代码输入脑中，而现在则需要脑中出现一个光源！因此，这种技术真的能很快成为治病救人的治疗方法吗？

值得注意的是，一些来自马萨诸塞州科技研究所的全新研究表明，技术走向实践的速度可能比我们想象的还要快。以知名科学家蔡理慧（Li-Huei Tsai）为首的研究人员，发现阿尔茨海默病患者脑中会出现许多问题，其中之一就是伽马波的减少。伽马波是一种背景脑波（更正式的名称是"神经振荡"），频率大约是 40 次／秒（40 赫兹）。伽马波很有趣，因为它们是由神经元群产生的，似乎有助于认知加工。然而，正如我们所知，阿尔茨海默病一开始就会损害认知加工。蔡理慧自己的"脑电波"是这样的：如果我们加强阿尔茨海默病患者的伽马波，会带来什么样的结果？能让他们恢复认知功能吗？她认为，光遗传学可以加强伽马波。

研究组选取了一些经过基因工程改造的小鼠模拟阿尔茨海默病患者，它们也具有典型的脑内淀粉样斑块，并存在学习和记忆方面的问题。然后他们用携带光敏离子通道的病毒感染小鼠的脑，在颅骨上钻一个小洞，以便插入光纤。如此一来，研究者就能以选定的频率闪烁光线激活神经元 —— 没错，你猜对了，选定的频率正是 40 赫兹。他们希望能通过人工增强脑中的伽马波，最终改善小鼠的阿尔茨海默病样症状。事实上，他们的发现非常惊人：经过一个小时的光疗，小鼠脑内淀粉样斑块的数量减少了一半。

因此，在小鼠脑中人工诱发伽马波，似乎可以消除一部分能诱发阿尔茨海默病的基本生物条件。但怎么才能证明这一疗法是否适用于人类？没人会同意让别人在自己颅骨上钻个洞，好让光线能照进去吧？

幸运的是，大自然已经为我们提供了一种让光线进入颅骨的渠道：眼窝。蔡的团队继续证明，只需简单地把小鼠放在一个40赫兹闪光的房间里，同样能有效地清除脑中的淀粉样蛋白。更令人惊讶的是，通过向一组特定的神经元闪光来诱发伽马波，似乎重新唤回了一只有阿尔茨海默病样症状的小鼠丢失的记忆。因此，这项技术不仅为阻止或逆转这种疾病在脑中的积累带来了希望，而且有望恢复已经丢失的记忆。研究者希望能尽快对人类进行试验。我们对此极感兴趣，将积极关注这一领域！

▷ 脑的进化

有了这么多令人惊叹的科技进步，我们很容易忽视可能正在眼前发生的器官变化。在对脑功能的探索中，我们经常提到进化，值得铭记的是，进化过程并未结束。

如何利用时间，如何使用头脑，种种方式都在不断发生变化。事实上，在过去的一个世纪里，脑的使用在发达国家中发生了特别迅速的变化。要保住工作和收入，越来越多的人依靠的不光是生理素质，更在于是否具有充足的认知功能。一百年前，大多数人都从事体力劳动，如果断了一条腿则很难就业，若是记忆力差或不擅规划则无伤大雅。现在情况正好相反，人们每天花八个小时或更长时间在运转头脑，却没什么时间锻炼身体。

近十年来，智能手机和平板电脑已经成为许多人生活中不可或缺的存在。这些设备减少了对某些方面脑功能的需求，例如记住电话号码以及如何到达遥远的地方。但它们也增加了对其他技能的需求，如精细运动控制（从青少年单手发短信或儿童在手持设备上玩游戏所表现出来的身体灵活性上可见）。首当其冲的是，计算机、智能手机、平板电脑、电子阅读器和等离子电视的出现增加了发达国家民众盯着背光屏幕的时间。

媒体时常指出，我们应该对屏幕使用时间过长带来的潜在危害感到恐慌。这真的很严重吗？简而言之，目前还不知道屏幕使用时间过长对我们的脑部会有什么影响，也不知道会对发育中的孩子的脑有什么影响（虽然这个问题在父母眼中极为重要）。我们之所以要考虑限制屏幕使用时间，当然也有很多原因。一方面，盯着屏幕的大部分时候，我们的身体都处于静止状态，而体育活动对健康发展很重要（事实上，这对所有年龄段的人的健康都很重要）。然而，目前可获得的有限证据表明，屏幕使用时间对年轻人的户外活动量没有影响。另一方面，深夜暴露在明亮的屏幕下会扰乱生理节律，导致难以获得高质量的充足睡眠，这似乎是可信的。在瑞士，一项有趣的研究让青少年晚上使用电脑时佩戴蓝光遮蔽眼镜，实验时间为一周。他们发现，这种眼镜降低了屏幕时间对褪黑激素（用唾液测量）和深夜警觉性的影响。然而，它似乎对睡眠质量或第二天早上的功能状态没有任何影响，这说明，我们没有直接的理由为青少年深夜使用屏幕而恐慌。

232

目前还不清楚的是，孩子们在使用屏幕时做的事情，究竟对脑有好处还是坏处。我们完全不知道花几个小时玩游戏是否对认知技能（如心理旋转、增加羞怯孩子的社交互动等）有好处，或者反过来，它是否会减少孩子注意力的广度，降低他们对真实世界的参与度。虽然新闻界会自然而然地利用父母的恐惧感，鼓吹屏幕使用时间长的坏处，但是发展心理学家和其他专家们的观点是，截至目前，我们对正反两方都没有多少证据。

除了使用方式之外，我们的脑也可能受现代生活的其他方面的影响。正如我们在前面的章节中指出的，在饮食、身体活动、药物、酒精和烟草的使用上，健康的选择对脑的影响与身体其他部位大致相同。此外，现代环境立法和就业法能保护我们免受许多有毒物质的伤害，而在历史上，当时的人可能已经习惯于与这些物质共存。（毕竟仅仅十年之前，英国每个酒吧及其工作者，大部分工作时间都泡在难以穿透的烟雾中。）在过去的几十年里，人们与汽油、油漆中的汞、绝缘材料中的石棉和人类食物链中的杀虫剂的接触都大大减少了。由于公共健康信息强调了使用防晒霜、怀孕期间不能吸烟饮酒等重要事项，如今的儿童接触神经毒素、致突变物和致癌物的数量可能比工业革命以来的任何时候都少得多。

今天，我们都希望能活得更长，所以需要脑更富有韧性，能够应对老化及阿尔茨海默病等晚年疾病。由于这些疾病发生在生殖年龄之后，自然选择不会成为脑进化的影响因素。然而，研究像阿尔茨海默病这样的疾病，可以让我们深入了解现代行为和环境对脑的韧性产生的毕生影响，以及可能发生的机制。例如，最近一项跟踪六百多万加拿大人生活的研究发现，住在繁忙的公路附近会增加患阿尔茨海默病的风险，其原因可能是噪声或空气污染对脑产生了影响。识别出高危险因素可以帮助我们更多地了解脑的基本过程，例如，虽然我们已经知道睡眠在治疗阿尔茨海默病中很重要，但是直到最近才发现睡眠作用的方式。即维持脑健康状态的内稳态机制之一是，在睡眠期间脑的间质空间扩大了 60%。这大大增加了包围神经元本身的间质液和脑脊液之间的废物交换，能将脑中的神经毒素（包括我们的老冤家 β - 淀粉样蛋白）排出，从而让神经元浸泡在富有营养的健康浴缸中，而非毒素里。

▷ 未来的脑会比现在更好还是更差？

正如你们已经了解的，对于脑的运作我们仍是所知甚少。但是，我们依然能推测出些许真相，脑使用的当前趋势及更广阔环境的变化，可能共同反映在脑本身的状态上。

脑是一个会根据所处环境来塑造自己的器官。当我们思考未来头脑的优势和弱点时，主要考虑的是早期经验将如何塑造每个个体脑的性质，而不是缓慢的进化过程。我们在此提到的变化几乎不会影响繁殖成效；实际上，教育和收入的增加往往会减少妇女的生育数量，所以脑在认知上越是优化，遗传其基因的后代数量就越少。变迁的时代所青睐的脑，可能会与迄今为止人类历史曾选择的类型并不一样。

那么，我们期待未来的脑会在哪方面做得更好呢？如前所述，因为我们现在使用的大肌肉群变少，精细运动技能变多，我们可能会期望脑中空间做出一些调整，萎缩一部分小脑，再重新分配一些空间给运动皮层的运动控制区域。如果有机器人和其他形式的人工智能接管酒店、零售业、工厂和服务业中的许多低技能和低收入的工作，会释放更多的人和闲暇时间来参与创造性事物吗？如果是这样，这可能会加强默认模式神经网络（default mode network）的连接性，该网络由在做"白日梦"和执行想象任务期间特别活跃的相互作用的脑区组成。随着药物、基因疗法和神经假体变得更加有效，我们是否会选择让健康人从中受益呢？或许，我们会开辟新的感官领域，从而看到紫外线或是感应到磁场？这些问题的答案在很大程度上取决于社会选择什么——我们未来的脑的模样将由法律、政策以及技术进步决定。

在脑的生理进化过程中，有一种积极打破平衡的方式正在发生。我们开始讨论人类大脑的局限性时，便指出了出生时的头颅尺寸，决定了婴儿的脑有多大、发育得有多好。产科医学的进步，尤其是剖宫产（一种安全分娩过大婴儿的方法）的迅速崛起，意味着这种关键的进化压力，现在可能对发达国家的大多数妇女来说并不重要。在英美等国,大约 1/4 的婴儿通过剖宫产分娩,据估计,这已经让骨盆狭窄的妇女安全分娩过大婴儿的数量增加了 10% 至 20%(尽管过大儿的脑并不一定比一般孩子更好)。

事实上,有些脑功能很可能在未来会趋向退化。就像手机让我们不再需要记住联系方式一样,技术将继续消弭我们对一些技能的需求,而这些技能以往都是通过勤奋和实践获得的。例如,无人驾驶汽车让我们不再需要学习驾驶技能,也就不需要平衡加速器、离合器和制动器的能力,同时,它还将减少人们在繁忙道路上行驶时所需的持续注意时间。新的任务需要同样来之不易的技能,并取代驾驶考试成为成年仪式吗?或者说,现在的婴儿长大之后,注意持续时间会比较有限,因为他们从来不需要费力地长时间开车,千辛万苦地通过拥堵长路回家?

▷ 专家认为脑的未来将走向何方?

我们采访这本书中的专家时,问了以下问题:人脑将如何进化?这问题确实很难回答,但是尽管都有些犹豫,他们仍然对我们期望看到的内容发表了深思熟虑的观点。此外,他们虽然来自不同的领域,对脑也持有不同看法,但各自独立地认定,在我们的脑随时间变化的过程中,新技术会发挥重要作用。

格雷厄姆·默里博士说："脑的进化不会表现在不久的将来。重大的进化需要很漫长的时间。然而，我们已经可以对其结构和功能进行一定调整。

"在二十世纪四五十年代，为帮助治疗精神病症状，人们对数千名患者进行了脑叶白质切除术。这涉及去除脑额叶的重要部分。虽然有时能改善一些症状，但副作用往往是灾难性的，谢天谢地，这一疗法已经被放弃了。在当今的精神病学实践中，改善脑功能的主要方式是药物。然而，随着对脑的科学理解的进步，我们未来或许能够提供新的治疗方法来帮助精神病患者。例如，深部脑刺激在帕金森病的治疗中已经使用得非常普遍，也在强迫症患者的小型试验中展示出希望。这种新方法可能逐步成为重度精神病患者药物治疗的替代品。关键是要进行严格的随机控制试验，以证明这些治疗方法是安全有效的，这样我们就不会重复脑叶白质切除术时代的错误。

"而且可能不会就此停止。我们也许会开始看到越来越多的干预措施，用于增强普通民众健康的脑的能力。等着看吧，未来一定会充满激动人心的魅力。"

劳伦·韦斯博士说："我认为可能产生重大影响的是基因编辑技术的兴起，目前，这一技术才刚刚开始发挥作用。在预防特定脑疾病方面，它可能会发挥极大的作用 —— 也许可以与产前筛查计划相结合。"

西蒙·凯尔博士说:"我认为技术将会起到主要作用——过去 20 年里,对科技利用的迅速增长似乎确实对我们的认知和社会过程产生了影响,我想这会影响未来脑的进化以及它的表现。最终,我认为主要的进化会发生在以下方面:如何处理脑功能、通过技术和基因工程直接干扰和优化脑过程的个性化技术。对认知增强和效率的追求将始终处于科学最前沿。值得记住的是,良好的、有恢复效果的睡眠,可能就是我们已经拥有的最好的认知增强剂之一!"

弗格斯·格雷西博士说:"我认为这确实事关社会发展。例如,随着技术发展的唾手可得,我们的脑会做何反应?'市场'真的会影响脑在生产过程中的进化,说服我们购买更先进的产品?我们会受到营销的更多影响,还是会更好地抵制它?这对我们的认知及理解、测量智力有什么意义?举个例子吧,我们目前使用的认知评估方法在 20 年后是否有效?"

玛姬·亚历山大女士说:"在每一个时代,随着新机会、新技术和新环境出现,我们会失去一些脑功能,随之获得其他脑功能。例如,我们失去了地图阅读技能,却获得了使用卫星导航的能力;技能发生了变化,但仍然非常有用。过去 100 年的变化速度不是线性的,它几乎呈对数级别增长。因此,虽然无法预测下一步会发生什么,但毫无疑问,我们都会适应的。尽管如此，每一代人中总会有一半民众觉得自己落后，需要比别人付出更多努力去适应。比如，我们正处在无人驾驶汽车时代的开端，我并不喜欢这个想法，但也可以看到，这对其他人来说将是巨大的解放。想想那些目前难以驾驶并需要帮助（如存在生理或视觉障碍）的人吧，终有一天，他们或许能从这种技术中受益。技术也可能反过来促使脑进行有益的调整。"

▷ 未来的人类需要多少脑子？

由于具潜力的脑功能支持技术目前还依赖着易出错的脑过程，乐观主义者可能会断定，未来的脑可能体积更小，即便受到了更大的损伤，也能够运转良好。

悲观主义者则可能会回答，这完全取决于社会选择：我们是否会因为一个多元化的世界而感到高兴？在这个世界中，人们随着年龄的增长而头脑退化的速度更慢；但没中遗传智商彩票（天生智力不高）的人，只能找一些被机器人淘汰的工作；人口压力的增加，意味着我们最近在智商方面的一些增长，会被营养不足和环境日益污染的影响所逆转。

乐观主义者可能会反驳，这些问题也可以通过技术来解决，或者说，随着人类未来的发展，脑最低限度存活的必需品可能会发生重大变化。例如，如果我们进入太空，在长途太空航行和小型先驱社区中需要社会和谐，这可能使社会认知成为最受重视的技能。

也许我们已经乐于失去脑功能的某些方面，在这些方面，脑的进化成果与目前生活的世界之间存在不匹配。例如，存在焦虑和抑郁症状的庞大群体中，约有 1/4 的人可能会希望自己的边缘系统功能减弱。边缘系统处理情绪，其中自主神经系统负责"战斗或逃跑"反应，下丘脑－垂体－肾上腺轴调节应激反应。在进化过程中，这些系统能帮我们保持活力，但在现在所处的绝大多数不威胁生命的日常环境中，它们的活跃可能是无用的。在这个 24 小时随时有新闻播报的世界里，对几千公里之外发生的枪击案做出神经驱动的应激反应，可能有助于保持与新闻网站的联系，但对于你的生存机会或睡眠质量没有任何帮助。

如果说，通过认识过去、现在和未来的脑，我们了解到了些什么，那就是人类拥有在极其多样化的环境中生存发展的伟大能力，而且这种能力看起来完全可以传承下去。在每个人身上，疾病、损伤、遗传和环境命运的变幻无常之手，都会让我们的脑具有某种倾向。在我们的一生中，这些倾向会以复杂而相互作用的方式表现出来，我们需要花费毕生精力才能将其厘清。愿你能享受这段旅程，欣赏自己此刻拥有的脑，不管它有多大！

参考文献

第 1 章　首要问题：为什么人脑如此巨大

Anderson, B., and Harvey, T., 'Alterations in Cortical Thickness and Neuronal Density in the Frontal Cortex of Albert Einstein', *Neuroscience Letters*, June 1996.

Australian Museum, 'How Have We Changed Since our Species First Appeared?', http://australianmuseum.net.au/how-have-we-changed-since-our-species-first-appeared, October 2015.

Benson-Amram, Sarah, Dantzer, Ben, Stricker, Gregory, et al., 'Brain Size Predicts Problem-solving Ability in Mammalian Carnivores', *Proceedings of the National Academy of Sciences of the United States of America*, March 2016.

Bohn, Lauren E., 'Q&A: "Lucy" Discoverer Donald C. Johanson', *Time*, March 2004.

Bozek, Katarzyna, Wei, Yuning, Yan, Zheng, et al., 'Exceptional Evolutionary Divergence of Human Muscle and Brain Metabolomes Parallels Human Cognitive and Physical Uniqueness', *PLoS Biology*, May 2014.

Brunet, Michel, Guy, Franck, Pilbeam, David, et al., 'A New Hominid from the Upper Miocene of Chad, Central Africa', *Nature*, July 2002.

Cadsby, Ted, *Closing the Mind Gap: Making Smarter Decisions in a*

Hypercomplex World, Toronto: BPS Books, 2014.

Cairó, Osvaldo, 'External Measures of Cognition', *Frontiers in Human Neuroscience*, October 2011.

Carmody, R. N., Weintraub, G. S., and Wrangham, R. W., 'Energetic Consequences of Thermal and Nonthermal Food Processing', *Proceedings of the National Academy of Sciences of the United States of America*, November 2011.

Clark, W. E. Le Gros, *The Fossil Evidence for Human Evolution*, University of Chicago Press, 1955.

Cosgrove, K. P., Mazure, C. M., and Staley, J. K., 'Evolving Knowledge of Sex Differences in Brain Structure, Function and Chemistry', *Biological Psychiatry*, October 2007.

DeFelipe, Javier, 'The Evolution of the Brain, the Human Nature of Cortical Circuits, and Intellectual Creativity', *Frontiers in Neuroscience*, May 2011.

Douglas Fields, R., 'Change in the Brain's White Matter', *Science*, November 2010.

Errington, Jeff, 'L-form Bacteria, Cell Walls and the Origins of Life', *Open Biology*, Royal Society Publishing, January 2013.

Gould, Stephen Jay, *Ever Since Darwin: Reflections in Natural History*, London: Penguin, 1991.

Gunz,. P., Neubauer, S., Maureille, B., et al., 'Brain Development after Birth Differs Between Neanderthals and Modern Humans', *Current Biology*, November 2010.

Hawks, John, 'How Has the Human Brain Evolved?', *Scientific American*, July 2013.

Herculano-Houzel, Suzana, 'The Remarkable, Yet Not Extraordinary, Human Brain as a Scaled-Up Primate Brain and Its Associated Cost', in Striedter, G. F., Avise, J. C., and Ayala, F. J., eds., *In the Light of Evolution: Volume VI: Brain and Behavior*, National Academies Press, 2013.

Herculano-Houzel, Suzana, and Kaas, John H., 'Gorilla and Orangutan Brains Conform to the Primate Cellular Scaling Rules: Implications for Human Evolution', *Brain, Behavior and Evolution*, February 2011.

Hofman, Michel A., 'Evolution of the Human Brain: When Bigger is Better', *Frontiers in Neuroanatomy*, March 2014.

Institute of Human Origins, 'Homo Erectus', http://www.becominghuman.org/node/homo-erectus-0, 2008.

Kappelman, John, 'The Evolution of Body Mass and Relative Brain Size in Fossil Hominids', *Journal of Human Evolution*, March 1996.

Liu, C., Tang, Y., Ge, H., Wang, F., Sung, H., et al., 'Increasing Breadth of the Frontal Lobe but Decreasing Height of the Human Brain between Two Chinese Samples from a Neolithic Site and from Living Humans', *American Journal of Physical Anthropology*, May 2014.

McAuliffe, Kathleen, 'If Modern Humans Are So Smart, Why Are Our Brains Shrinking?', *Discover*, September 2010.

Oró, J. J., 'Evolution of the Brain: From Behavior to Consciousness in 3.4 Billion Years', *Neurosurgery*, June 2004.

Rakic, Pasko, 'Evolution of the Neocortex: A Perspective from Developmental Biology', *Nature*, October 2009.

Robson, David, 'A Brief History of the Brain', *New Scientist*, September 2011.
Rosenberg, Karen, and Trevathan, Wenda, 'Birth, Obstetrics and Human Evolution', *BJOG*, November 2002.
Smithsonian National Museum of Natural History, 'Sahelanthropus Tchadensis', http://humanorigins.si.edu/evidence/human-fossils/species/sahelanthropus-tchadensis.
Ibid., 'Bigger Brains: Complex Brains for a Complex World', http://humanorigins.si.edu/human-characteristics/brains, February 2016.
Stringer, Christopher, 'Why Have Our Brains Started to Shrink?', *Scientific American*, November 2014
UCL News, 'Human Evolution Driven by Climate Change', https://www.ucl.ac.uk/news/news-articles/1310/171013-Human-evolution-driven-by-climate-change, October 2013.
Ventura-Antunes, Lissa, Mota, Bruno, and Herculano-Houzel, Suzana, 'Different Scaling of White Matter Volume, Cortical Connectivity, and Gyrification across Rodent and Primate Brains', *Frontiers in Neuroanatomy*, April 2013.
Wayman, Erin, 'Why Are Humans Primates?', Smithsonian.com, October 2012.
Webb, Jeremy, 'Richard Wrangham: Cooking Is What Made Us Human', *New Scientist,* December 2009.
Wildman, Derek E., Uddin, Monica, Liu, Guozhen, et al., 'Implications of Natural Selection in Shaping 99.4% Nonsynonymous DNA Identity between Humans and Chimpanzees: Enlarging Genus *Homo*', *Proceedings of the National Academy of Sciences of the United States of America*, April 2003.
Wood, Bernard, 'Human Evolution: Fifty Years after Homo Habilis', *Nature*, April 2014.
World Health Organization, 'Dementia', http://www.who.int/mediacentre/factsheets/fs362/en/, April 2016.

第 2 章　生而为人：为什么我们需要脑，脑中真正重要的是什么

Barton, J. J., Press, D. Z., Keenan, J. P., and O'Connor, M., 'Lesions of the Fusiform Face Area Impair Perception of Facial Configuration in Prosopagnosia', *Neurology*, January 2002.
Callaway, Ewen, 'Starvation in Pregnant Mice Marks Offspring DNA', *Nature*, July 2014.
Clutton-Brock, Tim, 'Cooperation Between Non-kin in Animal Societies', *Nature*, November 2009.
Crick, F. C., and Koch, C., 'What is the Function of the Claustrum?', *Philosophical Transactions of the Royal Society of London*, June 2005.
Darwin, Charles, *The Descent of Man and Selection in Relation to Sex*, New York: D. Appleton & Co., 1871, 1896, p. 66.
Davidson, R. J., 'One of a Kind: The Neurobiology of Individuality', *Cerebrum*, June 2014.
Dunn, Rob, 'Your Appendix Could Save Your Life', *Scientific American*, January 2012.
Human Intelligence, 'Charles Darwin', http://www.intelltheory.com/darwin.shtml, December 2016.
Jarvis, Erin, 'Humans – Are We Just Another Primate?', *Berkeley Science Review*,

August 2011

Eunice Kennedy Shriver National Institute of Child Health and Human Development, 'What Role Do Epigenetics and Developmental Epigenetics Play in Health and Disease?', https://www.nichd.nih.gov/health/topics/epigenetics/conditioninfo/Pages/impact.aspx.

Leech, R., and Sharp, D. J., 'The Role of the Posterior Cingulate Cortex in Cognition and Disease', *Brain*, January 2014.

Minagar, A., Ragheb, J., and Kelley, R. E., 'The Edwin Smith Surgical Papyrus: Description and Analysis of the Earliest Case of Aphasia', *Journal of Medical Biography*, May 2003.

Penfield, Wilder, and Boldrev, Edwin, 'Somatic Motor and Sensorv Representation in the Cerebral Cortex of Man as Studied by Electrical Stimulation. *Brain*, 1937.

Randal Bollinger, R., Barbas, A. S., Bush, E. L., Lin, S. S., and Parker, W., 'Biofilms in the Large Bowel Suggest an Apparent Function of the Human Vermiform Appendix', *Journal of Theoretical Biology*, December 2007.

Roth, G., and Dicke, U., 'Evolution of the Brain and Intelligence in Primates', *Progress in Brain Research*, 2012.

Schlaug, Gottfried, Norton, Andrea, Overy, Katie, and Winner, Ellen, 'Effects of Music Training on the Child's Brain and Cognitive Development', *Annals of the New York Academy of Sciences*, 2005.

Smith, Kerri, 'Evolution of a Single Gene Linked to Language', *Nature*, November 2009.

Thomson, Helen, 'Famine Puts Next Two Generations at Risk of Obesity', *New Scientist*, July 2014.

Wickens, Andrew P., *A History of the Brain: From Stone Age Surgery to Modern Neuroscience*, Psychology Press, 2014, p. 9.

Zahid, A., 'The Vermiform Appendix: Not a Useless Organ', *Journal of the College of Physicians and Surgeons Pakistan*, April 2004.

Zaidel, Dahlia W., 'Creativity, Brain, and Art: Biological and Neurological Considerations, *Frontiers in Human Neuroscience*, June 2014.

第 3 章　人类：尺寸真的重要吗

Alzheimer's Association, '2014 Alzheimer's Disease Facts and Figures', *Science Direct*, March 2014.

Angold, A., Costello, E. J., and Erkanli, A., 'Comorbidity', *Journal of Child Psychology and Psychiatry*, January 1999.

Auyeung, B., Baron-Cohen, S., Ashwin, E., Knickmeyer, R., Taylor, K., Hackett, G. and Hines, M., 'Fetal Testosterone Predicts Sexually Differentiated Childhood Behavior in Girls and in Boys', *Psychological Science*, February 2009.

Baron-Cohen, S., 'The Extreme Male Brain Theory of Autism', *Trends in Cognitive Sciences*, June 2002.

Chyi, L. J., Lee, H. C., Hintz, S. R., Gould, J. B., and Sutcliffe, T. L., 'School Outcomes of Late Preterm Infants: Special Needs and Challenges for Infants Born at 32 to 36 Weeks Gestation', *Journal of Pediatrics*, July 2008.

Cohen, Jacob, *Statistical Power Analysis for the Behavioral Sciences*, Academic

Press, 1969.

Costa, P. T. Jr, Terracciano, A., and McCrae, R. R., 'Gender Differences in Personality Traits across Cultures: Robust and Surprising Findings', *Journal of Personality and Social Psychology*, August 2001.

Crews, F. T., and Boettiger, C. A., 'Impulsivity, Frontal Lobes and Risk for Addiction', *Pharmacology, Biochemistry, and Behavior*, September 2009.

Faul, Mark, Xu, Likang, Wald, Marlena M., and Coronado, Victor G., 'Traumatic Brain Injury in the United States: Emergency Department Visits, Hospitalizations, and Deaths 2002–2006', US Department of Health and Human Services, March 2010.

Feingold, A., 'Gender Differences in Personality: A Meta-analysis', *Psychological Bulletin*, November 1994.

Fombonne, E., 'Epidemiological Surveys of Autism and Other Pervasive Developmental Disorders: An Update', *Journal of Autism and Developmental Disorders*, August 2003.

Ibid., 'Epidemiology of Pervasive Developmental Disorders', *Pediatric Research*, June 2009.

Gogtay, N., Lu, A., Leow, A. D., Klunder, A. D., Lee, A. D., et al., 'Three-dimensional Brain Growth Abnormalities in Childhood-onset Schizophrenia Visualized by Using Tensor-based Morphometry', *Proceedings of the National Academy of Sciences of the United States of America*, October 2008.

Hanamsagar, Richa, 'Sex Differences in Neurodevelopmental and Neurodegenerative Disorders: A Largely Ignored Aspect of Research', *Current Neurobiology*, January 2015.

Horwath, E., and Weissman, M. M., 'The Epidemiology and Cross-national Presentation of Obsessive-Compulsive Disorder', *Psychiatric Clinics of North America*, September 2000.

Hyde, J. S., 'Gender Similarities and Differences', *Annual Review of Psychology*, 2014.

Ibid., 'Sex and Cognition: Gender and Cognitive Functions', *Current Opinion in Neurobiology*, June 2016.

Jacquemont, S., Coe, B. P., Hersch, M., Duyzend, M. H., Krumm, N., et al., 'A Higher Mutational Burden in Females Supports a "Female Protective Model" in Neurodevelopmental Disorders', *American Journal of Human Genetics*, March 2014.

Jeronimus, B. F., Kotov, R., Riese, H., and Ormel, J., 'Neuroticism's Prospective Association with Mental Disorders Halves after Adjustment for Baseline Symptoms and Psychiatric History, but the Adjusted Association Hardly Decays with Time', *Psychological Medicine*, October 2016.

Kessler, R. C., McGonagle, K. A., Swartz, M., Blazer, D. G., and Nelson, C. B., 'Sex and Depression in the National Comorbidity Survey I: Lifetime Prevalence, Chronicity and Recurrence', *Journal of Affective Disorders*, October–November 1993.

Kessler, R. C., Sonnega, A., Bromet, E., Hughes, M., and Nelson, C. B., Posttraumatic Stress Disorder in the National Comorbidity Survey', *Archives of General Psychiatry*, December 1995.

Kim, Y. S., Leventhal, B. L., Koh, Y. J., Fombonne, E., Laska, E., et al., 'Prevalence of Autism Spectrum Disorders in a Total Population Sample', *American Journal of Psychiatry*, September 2011.

Lai, Meng-Chuan, Lombardo, Michael V., Auyeung, Bonnie, Chakrabarti, Bhismadev, and Baron-Cohen, Simon, 'Sex/Gender Differences and Autism: Setting the Scene for Future Research', *Journal of the American Academy of Child and Adolescent Psychiatry*, January 2015.

Manzardo, A. M., Madarasz, W. V., Penick, E. C., Knop, J., Mortensen, E. L., et al., 'Effects of Premature Birth on the Risk for Alcoholism Appear to Be Greater in Males than Females', *Journal of Studies on Alcohol and Drugs*, May 2011.

Moore, David S., and Johnson, Scott P., 'Mental Rotation in Human Infants: A Sex Difference', *Psychological Science*, November 2008.

Philip, R. C., Dauvermann, M. R., Whalley, H. C., Baynham, K., Lawrie, S. M., and Stanfield, A. C., 'A Systematic Review and Meta-analysis of the fMRI Investigation of Autism Spectrum Disorders', *Neuroscience and Biobehavioral Reviews*, February 2012.

Pietschnig, J., Penke, L., Wicherts, J. M., Zeiler, M., and Voracek, M., 'Meta-analysis of Associations between Human Brain Volume and Intelligence Differences: How Strong are They and What Do They Mean?', *Neuroscience and Biobehavioral Reviews*, October 2015.

Prescott, C. A., Aggen, S. H., and Kendler, K. S., 'Sex-specific Genetic Influences on the Comorbidity of Alcoholism and Major Depression in a Population-based Sample of US Twins', *Archives of General Psychiatry*, August 2000.

Potegal, M., and Archer, J., 'Sex Differences in Childhood Anger and Aggression', *Child and Adolescent Psychiatric Clinics of North America*, July 2004.

Quinn, P. C., and Liben, L. S., 'A Sex Difference in Mental Rotation in Young Infants', *Psychological Science*, November 2008.

Raznahan, A., Shaw, P., Lalonde, F., Stockman, M., Wallace, G. L., et al., 'How Does Your Cortex Grow?', *Journal of Neuroscience*, May 2011.

Raznahan, A., Toro, R., Daly, E., Robertson, D., Murphy, C., et al., 'Cortical Anatomy in Autism Spectrum Disorder: An in Vivo MRI Study on the Effect of Age', *Cerebral Cortex*, June 2010.

Rucklidge, J. J., 'Gender Differences in Attention-Deficit/Hyperactivity Disorder', *Psychiatric Clinics of North America*, June 2010.

Rynkiewicz, A., Schuller, B., Marchi, E., Piana, S., Camurri ,A., et al., 'An Investigation of the "Female Camouflage Effect" in Autism Using a Computerized ADOS-2 and a Test of Sex/Gender Differences', *Molecular Autism*, January 2016.

Saha, S., Chant, D., Welham, J., and McGrath, J., 'A Systematic Review of the Prevalence of Schizophrenia', *PLoS Medicine*, May 2005.

Samuel, D. B., and Widiger, T. A., 'Conscientiousness and Obsessive-Compulsive Personality Disorder', *Personality Disorders*, July 2011.

Schmitt, David P., Realo, Anu, Voracek, Martin, and Allik, Jüri, 'Why Can't a Man Be More Like a Woman?: Sex Differences in Big Five Personality Traits across 55 Cultures', *Journal of Personality and Social Psychology*, January 2008.

Substance Abuse and Mental Health Services Administration, *Results from the 2013 National Survey on Drug Use and Health: Summary of National Findings*, HHS Publication No. (SMA) 14-4863, NSDUH Series H-48, Substance Abuse and Mental Health Services Administration, 2014.

Van Den Eeden, S. K., Tanner, C. M., Bernstein, A. L., Fross, R. D., Leimpeter, A., et al., 'Incidence of Parkinson's Disease: Variation by Age, Gender, and Race/Ethnicity', *American Journal of Epidemiology*, June 2003.

Weissman, M. M., Bland, R. C., Canino, G. J., Faravelli, C., Greenwald, S., et al., 'Cross-national Epidemiology of Major Depression and Bipolar Disorder', *Journal of the American Medical Association*, July 1996.

Winstanley, C. A., Eagle, D. M., and Robbins, T. W., 'Behavioral Models of Impulsivity in Relation to ADHD: Translation between Clinical and Preclinical Studies', *Clinical Psychology Review*, August 2006.

第 4 章 人生巅峰：究竟是在什么时候

Bogen, J. E., and Bogen, G. M., 'Wernicke's Region: Where Is It?', *Annals of the New York Academy of Sciences*, October 1976.

Carter, D. E., and Eckerman, D. A., 'Symbolic Matching by Pigeons: Rate of Learning Complex Discriminations Predicted from Simple Discriminations', *Science*, February 1975.

Charles, S. T., and Carstensen, L. L., 'Social and Emotional Aging', *Annual Review of Psychology*, 2010.

Colom, Roberto, Lluis-Font, Josep M., and Andrés-Pueyo, Antonio, 'The Generational Intelligence Gains Are Caused by Decreasing Variance in the Lower Half of the Distribution: Supporting Evidence for the Nutrition Hypothesis', *Intelligence*, 33, 2005.

Démonet, J. F., Chollet, F., Ramsay, S., Cardebat, D., Nespoulous, J. L., et al., 'The Anatomy of Phonological and Semantic Processing in Normal Subjects', *Brain*, December 1992.

Fjell, Anders M., Grydeland, Håkon, Krogsrud, Stine K., Amlien, Inge, Rohani, Darius A., et al., 'Development and Aging of Cortical Thickness Correspond to Genetic Organization Patterns', *Proceedings of the National Academy of Sciences of the United States of America,* September 2015.

Fortenbaugh, F. C., DeGutis, J., Germine, L., Wilmer, J. B., Grosso, M., et al., 'Sustained Attention across the Life Span in a Sample of 10,000: Dissociating Ability and Strategy', *Psychological Science*, September 2015.

Grodzinsky, Yosef, and Santi, Andrea, 'The Battle for Broca's Region', *Trends in Cognitive Sciences*, December 2008.

Hartshorne, Joshua K., and Germine, Laura T., 'When Does Cognitive Functioning Peak?: The Asynchronous Rise and Fall of Different Cognitive Abilities across the Life Span', *Psychological Science*, April 2015.

Hatton, T. J., and Bray, B. E., 'Long Run Trends in the Heights of European Men, 19th–20th Centuries', *Economics and Human Biology*, December 2010.

Inhelder, Barbel, and Piaget, Jean, *The Early Growth of Logic in the Child: Classification and Seriation*, Routledge & Kegan Paul, 1964.

Knecht, S., Dräger B., Deppe, M., Bobe, L., Lohmann, H., et al., 'Handedness and Hemispheric Language Dominance in Healthy Humans', *Brain*, December 2000.

Libertus, Klaus, Joh, Amy S., and Work Needham, Amy, 'Motor Training at 3 Months Affects Object Exploration 12 Months Later', *Developmental Science*, 2015.

Longevity Science Advisory Panel, 'Life Expectancy: Past and Future Variations by Gender in England and Wales', www.longevitypanel.co.uk/_files/life-expectancy-by-gender.pdf, 2012.

Müller, U., Burman, J. T., and Hutchison, S. M., 'The Developmental Psychology of Jean Piaget: A Quinquagenary Retrospective', *Journal of Applied Developmental Psychology*, January 2013.

Mustafa, N., Ahearn, T. S., Waiter, G. D., Murray, A. D., Whalley, L. J., and Staff, R. T., 'Brain Structural Complexity and Life Course Cognitive Change', *NeuroImage*, July 2012.

Neisser, Ulric, 'Rising Scores on Intelligence Tests: Test Scores Are Certainly Going up All Over the World, but Whether Intelligence Itself Has Risen Remains Controversial', *American Scientist*, September–October 1997.

Pinker, Stephen, *The Language Instinct: How the Mind Creates Language: The New Science of Language and Mind*, Penguin, 1995.

Ridler, K., Veijola, J. M., Tanskanen, P., Miettunen, J., Chitnis, X., et al., 'Fronto-cerebellar Systems Are Associated with Infant Motor and Adult Executive Functions in Healthy Adults but Not in Schizophrenia', *Proceedings of the National Academy of Sciences of the United States of America*, October 2006.

Stiles, J., and Jernigan, T. L., 'The Basics of Brain Development', *Neuropsychology Review*, December 2010.

Whalley, Lawrence J., *Understanding Brain Aging and Dementia: A Life Course Approach*, Columbia University Press, 2015.

第 5 章　好日子和坏日子：脑功能是如何变化的

Anderson, M. V., and Rutherford, M. D., 'Cognitive Reorganization During Pregnancy and the Postpartum Period: An Evolutionary Perspective', *Evolutionary Psychology*, October 2012.

Brennen, Tim, 'Seasonal Cognitive Rhythms Within the Arctic Circle: An Individual Differences Approach', *Journal of Environmental Psychology*, June 2001.

Brennen, T., Martinussen, M., Hansen, B. O., and Hjemdal, O., 'Arctic Cognition: A Study of Cognitive Performance in Summer and Winter at 69°N', *Applied Cognitive Psychology*, 13, 1999.

Buchanan, T. W., Laures-Gore, J. S., and Duff, M. C., 'Acute Stress Reduces Speech Fluency', *Biological Psychology*, March 2014.

Chamberlain, S. R., Robbins, T. W., Winder-Rhodes, S., Müller, U., Sahakian, B.J., et al., 'Translational Approaches to Frontostriatal Dysfunction in Attention-Deficit/Hyperactivity Disorder Using a Computerized Neuropsychological Battery', *Biological Psychiatry*, June 2011.

Cho, K., 'Chronic "Jet Lag" Produces Temporal Lobe Atrophy and Spatial Cognitive Deficits', *Nature Neuroscience*, June 2001.

Christensen, H., Leach, L. S., and Mackinnon, A., 'Cognition in Pregnancy and Motherhood: Prospective Cohort Study', *British Journal of Psychiatry*, February 2010.

Coren, Stanley, 'Daylight Savings Time and Traffic Accidents', *New England Journal of Medicine*, April 1996.

Danziger, S., Levav, J., and Avnaim-Pesso, L., 'Extraneous Factors in Judicial

Decisions', *Proceedings of the National Academy of Sciences of the United States of America*, April 2011.

Davies, G., Welham, J., Chant, D., Torrey, E. F., and McGrath, J., 'A Systematic Review and Meta-analysis of Northern Hemisphere Season of Birth Studies in Schizophrenia', *Schizophrenia Bulletin*, January 2003

de Bruin, E. J., van Run, C., Staaks, J., and Meijer, A. M., 'Effects of Sleep Manipulation on Cognitive Functioning of Adolescents: A Systematic Review', *Sleep Medicine Reviews*, April 2017.

Diekelmann, S., and Born, J., 'The Memory Function of Sleep', *Nature Reviews Neuroscience*, February 2010.

Duan, S., Lv, Z., Fan, X., Wang, L., Han, F., et al., 'Vitamin D Status and the Risk of Multiple Sclerosis: A Systematic Review and Meta-analysis', *Neuroscience Letters*, June 2014.

Galioto, R., and Spitznagel, M. B., 'The Effects of Breakfast and Breakfast Composition on Cognition in Adults', *Advances in Nutrition*, May 2016.

Geoffroy, P. A., Bellivier, F., Scott, J., and Etain, B., 'Seasonality and Bipolar Disorder: A Systematic Review, from Admission Rates to Seasonality of Symptoms', *Journal of Affective Disorders*, October 2014.

Haq, A., Svobodová, J., Imran, S., Stanford, C., and Razzaque, M. S., 'Vitamin D Deficiency: A Single Centre Analysis of Patients from 136 Countries', *Journal of Steroid Biochemistry and Molecular Biology*, November 2016.

Hoekzema, E., Barba-Müller, E., Pozzobon, C., Picado, M., Lucco, F., et al., 'Pregnancy Leads to Long-lasting Changes in Human Brain Structure', *Nature Neuroscience*, February 2017.

Hogan, Candice L., Mata, Jutta, and Carstensen, Laura L., 'Exercise Holds Immediate Benefits for Affect and Cognition in Younger and Older Adults', *Psychology and Aging*, June 2013.

Hoyland, A., Dye, L., and Lawton, C. L., 'A Systematic Review of the Effect of Breakfast on the Cognitive Performance of Children and Adolescents', *Nutritional Research Reviews*, December 2009.

Hwang, J., Brothers, R. M., Castelli, D. M., Glowacki, E. M., Chen, Y. T., et al., 'Acute High-Intensity Exercise-Induced Cognitive Enhancement and Brain-Derived Neurotrophic Factor in Young, Healthy Adults', *Neuroscience Letters*, September 2016.

Kasper, S., Wehr, T. A., Bartko, J. J., Gaist, P. A., and Rosenthal, N. E., 'Epidemiological Findings of Seasonal Changes in Mood and Behavior: A Telephone Survey of Montgomery County, Maryland', *Archives of General Psychiatry*, September 1989.

Lupien, S. J., Maheu, F., Tu, M., Fiocco, A., and Schramek, T. E., 'The Effects of Stress and Stress Hormones on Human Cognition: Implications for the Field of Brain and Cognition', *Brain and Cognition*, December 2007.

Maguire, Eleanor A., Gadian, David G., Johnsrude, Ingrid S., Good, Catriona D., Ashburner, John, et al., 'Navigation-related Structural Change in the Hippocampi of Taxi Drivers', *Proceedings of the National Academy of Sciences of the United States of America*, April 2000.

Marquié, J. C., Tucker, P., Folkard, S., Gentil, C., and Ansiau, D., 'Chronic Effects of Shift Work on Cognition: Findings from the VISAT Longitudinal Study', *Occupational and Environmental Medicine*, April 2015.

Martens, Sander, and Wyble, Brad, 'The Attentional Blink: Past, Present, and Future of a Blind Spot in Perceptual Awareness', *Neuroscience and Biobehavioral Reviews*, May 2010.

Mazahery, H., Camargo, C. A. Jr, Conlon, C., Beck, K. L., Kruger, M. C., and von Hurst, P. R., 'Vitamin D and Autism Spectrum Disorder: A Literature Review', *Nutrients*, April 2016.

McGrath, J. J., Burne, T. H., Féron, F., Mackay-Sim, A., and Eyles, D. W., 'Developmental Vitamin D Deficiency and Risk of Schizophrenia: A 10-year Update', *Schizophrenia Bulletin*, November 2010.

Meyer, C., Muto, V., Jaspar, M., Kussé, C., Lambot, E., et al., 'Seasonality in Human Cognitive Brain Responses', *Proceedings of the National Academy of Sciences of the United States of America*, March 2016.

Miller, Alison L., Seifer, Ronald, Crossin, Rebecca, and Lebourgeois, Monique K., 'Toddler's Self-regulation Strategies in a Challenge Context are Nap-dependent', *Journal of Sleep Research*, June 2015.

Miller, Michelle A., 'The Role of Sleep and Sleep Disorders in the Development, Diagnosis, and Management of Neurocognitive Disorders', *Frontiers in Neurology*, October 2013.

Nowson, C. A., McGrath, J. J., Ebeling, P. R., Haikerwal, A., Daly, R. M., et al., 'Vitamin D and Health in Adults in Australia and New Zealand: A Position Statement', *Medical Journal of Australia*, June 2012.

Pantelis, C., Barnes, T. R., Nelson, H. E., Tanner, S., Weatherley, L., et al., 'Frontal-striatal Cognitive Deficits in Patients with Chronic Schizophrenia', *Brain*, October 1997.

Petković, Miodrag S., *Famous Puzzles of Great Mathematicians*, American Mathematical Society, 2009.

Reeves, Adam, and Sperling, George, 'Attention Gating in Short-term Visual Memory', *Psychological Review*, 93, 1986.

Shallice, T., 'Specific Impairments of Planning', Philosophical Transactions of the Royal Society, June 1982.

Sherry, D. F., and MacDougall-Shackleton, S. A., 'Seasonal Change in the Avian Hippocampus', *Frontiers in Neuroendocrinology*, April 2015.

Sundström Poromaa, Inger, and Gingnell, Malin, 'Menstrual Cycle Influence on Cognitive Function and Emotion Processing – from a Reproductive Perspective', *Frontiers in Neuroscience*, November 2014.

Toffoletto, S., Lanzenberger, R., Gingnell, M., Sundström Poromaa, I., and Comasco, E., 'Emotional and Cognitive Functional Imaging of Estrogen and Progesterone Effects in the Female Human Brain: A Systematic Review', *Psychoneuroendocrinology*, December 2014.

Warren, R. E., and Frier, B. M., 'Hypoglycaemia and Cognitive Function', *Diabetes, Obesity and Metabolism*, September 2005.

Yerkes, Robert M., and Dodson, John D., 'The Relation of Strength of Stimulus to Rapidity of Habit-Formation', *Journal of Comparative Neurology and Psychology*, November 1908.

第 6 章　如有所失：不再完整时，脑还能正常使用吗

Ackermann, H., 'Cerebellar Contributions to Speech Production and Speech Perception: Psycholinguistic and Neurobiological Perspectives', *Trends in Neurosciences*, June 2008 Aleccia, JoNel, 'Taking out Half a Kid's Brain Can Be Best Option to Stop Seizures, Research Confirms', Today.com, August 2013.

American Association of Neurological Surgeons, 'Gunshot Wound Head Trauma', http://www.aans.org/en/Patients/Neurosurgical-Conditions-and-Treatments/Gunshot-Wound-Head-Trauma, May 2015.

Anderson, Vicki, Spencer-Smith, Megan, and Wood, Amanda, 'Do Children Really Recover Better?: Neurobehavioural Plasticity after Early Brain Insult', *Brain*, August 2011.

Barton, Robert A., and Venditti, Chris, 'Rapid Evolution of the Cerebellum in Humans and Other Great Apes', *Current Biology*, October 2014.

Barrouquere, Brett, 'Defense: Death Row inmate Has No Frontal Lobe', *Lexington Herald Leader*, http://www.kentucky.com/news/local/crime/article44370489.html, August 2012 Bash, Dana, ' "Stronger, better, tougher:" Giffords Improves, but She'll Never Be the Same', http://edition.cnn.com/2013/04/09/politics/giffords-health/, April 2013.

BBC News, 'James Cracknell "Lucky to Be Alive" after US Bike Crash', http://www.bbc.co.uk/news/entertainment-arts-11411630, September 2010.

Bennett, Hayley M., Mok, Hoi Ping, Gkrania-Klotsas, Effrossyni, Tsai, Isheng J., Stanley, Eleanor J., et al., 'The Genome of the Sparganosis Tapeworm *Spirometra Erinaceieuropaei* Isolated from the Biopsy of a Migrating Brain Lesion', *Genome Biology*, November 2014.

Biography.com, 'Gabrielle Giffords', http://www.biography.com/people/gabrielle-giffords-20550593.

Boatman, D., Freeman, J., Vining, E., Pulsifer, M., Miglioretti, D., et al., 'Language Recovery after Left Hemispherectomy in Children with Late-onset Seizures', *Annals of Neurology, October* 1999.

Brodey, Sam, 'Missouri is About to Execute a Man Who's Missing Part of His Brain', Motherjones.com, March 2015.

Callahan, Maureen, 'Cole Cohen: "Am I going crazy? What's wrong with me?"', News Corporation Australia, May 2015.

Choi ,Charles, 'Strange but True: When Half a Brain Is Better than a Whole One', *Scientific American*, May 2007.

Cohen, Cole, *Head Case: My Brain and Other Wonders*, Henry Holt & Co., 2015.

DeNoon, Daniel J., 'Gabrielle Giffords' Brain Injury: FAQ', http://www.webmd.com/brain/news/20110109/gabrielle-giffords-brain-injury-faq, January 2011.

Feuillet, Lionel, Dufour, Henry, Pelletier, Jean, 'Brain of a White-collar Worker', *The Lancet*, July 2007.

Glickstein, Mitch, 'What Does the Cerebellum Really Do?', *Current Biology*, October 2007.

Gupta, Sujata, 'Will Gabrielle Giffords Recover?', *New Scientist,* January 2011.

Hamilton, Jon, 'A Man's Incomplete Brain Reveals Cerebellum's Role in Thought And Emotion', http://www.npr.org/sections/health-shots/2015/03/16/392789753/a-man-s-incomplete-brain-reveals-cerebellum-s-role-in-thought-and-emotion, March 2015.

Healy, Melissa, 'Beyond the Bullet: Surviving a Shot to the Head Carries Host of Challenges', http://phys.org/news/2011-01-bullet-surviving-shot-host.html, January 2011.

Hemispherectomy Foundation, The, 'Facts about Hemispherectomy', http://hemifoundation.homestead.com/facts.html.

Hogan, M. J., Staff, R. T., Bunting, B. P., Murray, A. D., Ahearn, T. S., et al., 'Cerebellar Brain Volume Accounts for Variance in Cognitive Performance in Older Adults', *Cortex*, April 2011.

Holloway, V., Gadian, D. G., Vargha-Khadem, F., Porter, D. A., Boyd, S. G., and Connelly, A., 'The Reorganization of Sensorimotor Function in Children after Hemispherectomy: A Functional MRI and Somatosensory Evoked Potential Study', *Brain*, December 2000.

Hopegood, Rosie, 'James Cracknell on his Devastating Accident: "My Brain Injury Turned Me into a Completely Different Person"', Mirror.co.uk, October 2015.

Johnson, Sara B., Blum, Robert W., and Giedd, J. N., 'Adolescent Maturity and the Brain: The Promise and Pitfalls of Neuroscience Research in Adolescent Health Policy', *Journal of Adolescent Health*, September 2009.

Lew, Sean M., 'Hemispherectomy in the Treatment of Seizures: A Review', *Translational Pediatrics*, July 2014.

Lin, Y., Harris, D. A., Curry, D. J., and Lam S., 'Trends in Outcomes, Complications, and Hospitalization Costs for Hemispherectomy in the United States for the Years 2000–2009', *Epilepsia*, January 2015.

Macmillan, Malcolm, 'Phineas Gage – Unravelling the Myth', *The Psychologist*, https://thepsychologist.bps.org.uk/volume-21/edition-9/phineas-gage-unravelling-myth, September 2008.

Marquez de la Plata, C. D., Hart, T., Hammond, F. M., Frol, A. B., Hudak, A., et al., 'Impact of Age on Long-term Recovery From Traumatic Brain Injury', *Archives of Physical Medicine and Rehabilitation*, May 2008.

Marshall, Kelly, and Marrapodi, Eric, 'Born with Half a Brain, Woman Living Full Life', http://edition.cnn.com/2009/HEALTH/10/12/woman.brain/ index.html?iref=24hours, October 2009.

Monk, V., 'James Cracknell: I won't let doctors tell me what to do', Telegraph.co.uk, February 2015.

Moosa, Ahsan N. V., Jehi, Lara, Marashly, Ahmad, Cosmo, Gary, Lachhwani, Deepak, et al., 'Long-term Functional Outcomes and Their Predictors after Hemispherectomy in 115 Children', *Epilepsia*, October 2013.

Mosenthal, A. C., Livingston, D. H., Lavery, R. F., Knudson, M. M., Lee, S., et al., 'The Effect of Age on Functional Outcome in Mild Traumatic Brain Injury: 6-Month Report of a Prospective Multicenter Trial', *Journal of Trauma*, May 2004.

Muckli, Lars, Naumer, Marcus J., and Singer, W., 'Bilateral Visual Field Maps in a Patient with Only One Hemisphere', *Proceedings of the National Academy of Sciences of the United States of America*, June 2009.

National Institute of Neurological Disorders and Stroke, Agenesis of the Corpus Callosum information page, http://www.ninds.nih.gov/disorders/agenesis/

agenesis.htm, May 2016.

Nudo, Randolph J., 'Recovery after Brain Injury: Mechanisms and Principles', *Frontiers in Human Neuroscience,* December 2013.

O'Driscoll, Kieran, and Leach, John Paul, '"No longer Gage": An Iron Bar Through the Head', *British Medical Journal,* December 1998.

Paradiso, S., Andreasen, N. C., O'Leary, D. S., Arndt, S., and Robinson, R. G., 'Cerebellar Size and Cognition: Correlations with IQ, Verbal Memory and Motor Dexterity', *Neuropsychiatry, Neuropsychology and Behavioral Neurology,* January 1997.

Pilkington, Ed, 'Missouri Cxecutes Cecil Clayton, State's Oldest Death-row Inmate', https://www.theguardian.com/world/2015/mar/18/missouri-executes-cecil-clayton-supreme-court, March 2015.

Schell-Apacik, C. C., Wagner, K., Bihler, M., Ertl-Wagner, B., Heinrich, U., et al., 'Agenesis and Dysgenesis of the Corpus Callosum: Clinical, Genetic and Neuroimaging Findings in a Series of 41 Patients', *American Journal of Medical Genetics,* October 2008.

Teaches, Melyssa, 'Sharon Parker: The Woman with the Mysterious Brain', http://mymultiplesclerosis.co.uk/ep/sharon-parker-the-woman-with-the-mysterious-brain/, July 2015.

Tovar-Moll, Fernanda, Monteiro, Myriam, Andrade, Juliana, Bramatia, Ivanei E., Vianna-Barbosa, Rodrigo, et al., 'Structural and Functional Brain Rewiring Clarifies Preserved Interhemispheric Transfer in Humans Born without the Corpus Callosum', *Proceedings of the National Academy of Sciences of the United States of America,* May 2014.

University of Glasgow, 'Scientists Reveal Secret of Girl with "All Seeing Eye"', University of Glasgow website, July 2009.

Yu, Feng, Jiang, Qing-jun, Sun, Xi-yan, and Zhang, Rong-wei, 'A New Case of Complete Primary Cerebellar Agenesis: Clinical and Imaging Findings in a Living Patient', *Brain,* June 2015.

第 7 章　遭遇攻击：某些部分持续恶化时，脑会做何反应

Achiron, A. Measuring disability progression in multiple sclerosis. J Neurol (2006) 253: vi31.

Alcohol Concern, 'Alcohol-Related Brain Damage: What Is It?' factsheet, 2016.

Alcoholconcern.org.uk, 'Alcohol Statistics', https://www.alcoholconcern.org.uk/alcohol-statistics, August 2016.

Alcohol Pharmacology Education Partnership, The, 'Module 2: The ABCs of Intoxication', https://sites.duke.edu/apep/module-2-the-abcs-of-intoxication/

Alzheimer's Association, 'Dementia with Lewy Bodies', http://www.alz.org/dementia/dementia-with-lewy-bodies-symptoms.asp.

Alzheimer's Disease International, 'Dementia Statistics', www.alz.co.uk/research/statistics.

Alzheimer's Society, 'What Is dementia?', https://www.alzheimers.org.uk/site/scripts/documents.php?categoryID=200360.

Ibid., 'The Progression of Alzheimer's Disease and Other Dementias', https://www.alzheimers.org.uk/site/scripts/documents_info.php?documentID=133, April 2015.

Ibid., 'What is Alcohol-related Brain Damage?'. https://www.alzheimers.org.uk/site/scripts/documents_info.php?documentID=98, October 2015.

BBC News, 'Belfast Man with vCJD Dies after Long Battle', http://www.bbc.co.uk/news/uk-northern-ireland-12667709, March 2011.

Ibid., 'First CJD Drug Trial Patient Dies', http://news.bbc.co.uk/1/hi/health/1687339.stm, 2 December 2001.

Bloudoff-Indelicato, Mollie, 'Jack Osbourne: "Don't Let MS Control Your Life"', http://www.everydayhealth.com/multiple-sclerosis/living-with/jack-osbourne-dont-let-ms-control-your-life/, February 2016.

Brockes, Emma, 'To the last breath', https://www.theguardian.com/education/2002/jan/15/medicalscience.health, 15 January 2002.

Collie, D. A., Summers, D. M., Sellar, R. J., Ironside, J. W., Cooper, S., et al., 'Diagnosing Variant Creutzfeldt-Jakob Disease with the Pulvinar Sign: MR Imaging Findings in 86 Neuropathologically Confirmed Cases', *AJNR American Journal of Neuroradiology*, September 2003.

Dailymail.co.uk, 'Fresh Hope as CJD Victim Improves', http://www.dailymail.co.uk/health/article-66176/Fresh-hope-CJD-victim-improves.html.

Day, E., Bentham, P. W., Callaghan, R., Kuruvilla, T., and George, S., 'Thiamine for Prevention and Treatment of Wernicke-Korsakoff Syndrome in People Who Abuse Alcohol', *Cochrane Database of Systematic Reviews*, Issue 7, 2013.

De Stefano, N., Airas, L., Grigoriadis, N., Mattle, H. P., O'Riordan, J., et al. 'Clinical Relevance of Brain Volume Measures in Multiple Sclerosis', *CNS Drugs*, February 2014 Feb.

European Multiple Sclerosis Platform, *Defeating MS Together: The European Code of Good Practice in MS*, September 2014.

Harmon, Katherine, 'How Has Stephen Hawking Lived Past 70 with ALS?', *Scientific American*, January 2012.

Hawking.org.uk, 'Brief Biography', http://www.hawking.org.uk/about-stephen.html.

Hellerstein, David, 'Depression and Anxiety Disorders Damage Your Brain, Especially When Untreated', *Psychology Today*, https://www.psychologytoday.com/blog/heal-your-brain/201107/depression-and-anxiety-disorders-damage-your-brain-especially-when, July 2011.

Help for Alzheimer's Families, 'Americans Rank Alzheimer's as Most Feared Disease', . http://www.helpforalzheimersfamilies.com/alzheimers-dementia-care-services/alzheimers_feared_disease/, November 2012.

Hendrick, Bill, 'Americans Worry about Getting Alzheimer's', http://www.webmd.com/alzheimers/news/20110223/americans-worry-about-getting-alzheimers, February 2011.

Honig, L. S., and Mayeux, R., 'Natural History of Alzheimer's Disease', *Aging*, https://www.ncbi.nlm.nih.gov/pubmed/11442300, June 2001.

Insel, Thomas, 'The Global Cost of Mental Illness', National Institute of Mental Health, https://www.nimh.nih.gov/about/director/2011/the-global-cost-of-mental-illness.shtml, September 2011.

Kantarci, K., Lesnick, T., Ferman, T. J., Pryzbelski, S. A., Boeve, B. F., et al., 'Hippocampal Volumes Predict Risk of Dementia with Lewy Bodies in Mild Cognitive Impairment', *Neurology*, November 2016.

Lillo, P., and Hodges, J. R., 'Cognition and Behaviour in Motor Neurone Disease', *Current Opinion in Neurology*, December 2010.

Luerding, Ralf, Gebel, Sophie, Gebel, Eva-Maria, Schwab-Malek, Susanne, and Weissert, Robert, 'Influence of Formal Education on Cognitive Reserve in Patients with Multiple Sclerosis', *Frontiers in Neurology*, March 2016.

McCoy, Terrence, 'How Stephen Hawking Is Still Alive, Defying ALS and the Worst Expectations', independent.co.uk, http://www.independent.co.uk/lifestyle/gadgets-and-tech/news/how-stephen-hawking-is-still-alive-defying-als-and-the-worst-expectations-10074974.html, 27 February 2015.

Mental Health Foundation, *Fundamental Facts About Mental Health 2015*, https://www.mentalhealth.org.uk/publications/fundamental-facts-about-mental-health-2015, October 2015.

Mezzapesa, D. M., Ceccarelli, A., Dicuonzo, F., Carella, A., De Caro, M. F., et al., 'Whole-Brain and Regional Brain Atrophy in Amyotrophic Lateral Sclerosis', *American Journal of Neuroradiology*, February 2007.

Mirror.co.uk., 'Longest Surviving Victim of vCJD Holly Mills Dies in Her Sleep', http://www.mirror.co.uk/news/technology-science/longest-surviving-victim-of-vcjd-holly-98217, 27 November 2011.

Motor Neurone Disease Association, 'Different Types of MND', http://www.mndassociation.org/what-is-mnd/different-types-of-mnd/

MS International Federation, 'What Is MS?', https://www.msif.org/about-ms/what-is-ms/, October 2016.

National CJD Research & Surveillance Unit, The, http://www.cjd.ed.ac.uk/index.html, University of Edinburgh website.

National Institute of Neurological Disorders and Stroke, 'Creutzfeldt-Jakob Disease Fact Sheet', http://www.ninds.nih.gov/disorders/cjd/detail_cjd.htm, March 2003.

National Institute on Aging, 'Alzheimer's Disease: Unraveling the Mystery – The Changing Brain in Healthy Aging', https://www.nia.nih.gov/alzheimers/publication/part-1-basics-healthy-brain/changing-brain-healthy-aging, January 2015.

National Institute on Alcohol Abuse and Alcoholism, *The Neurotoxicity of Alcohol*, http://pubs.niaaa.nih.gov/publications/10report/chap02e.pdf.

Ibid., 'Alcohol Alert', no. 46, http://pubs.niaaa.nih.gov/publications/aa46.htm, December 1999.

NHS Choices, 'Creutzfeldt-Jakob Disease', http://www.nhs.uk/conditions/Creutzfeldt-Jakob-disease/Pages/Introduction.aspx, July 2015.

Ibid., 'Multiple Sclerosis – Symptoms', http://www.nhs.uk/Conditions/Multiple-sclerosis/Pages/Symptoms.aspx.

Office for National Statistics, 'Deaths Registered in England and Wales (Series DR): 2015', https://www.ons.gov.uk/peoplepopulationandcommunity/birthsdeathsandmarriages/deaths/bulletins/deathsregisteredinenglandandwalesseriesdr/2015.

Oliver, Joe, 'CJD Survivor Still Defying the Odds', belfasttelegraph.co.uk, http://www.belfasttelegraph.co.uk/sunday-life/cjd-survivor-still-defying-the-odds-28459301.html, December 2008.

Parry, A., Baker, I., Stacey, R., and Wimalaratna. S., 'Long term Survival in a Patient with Variant Creutzfeldt–Jakob Disease Treated with Intraventricular

Pentosan Polysulphate', *Journal of Neurology, Neurosurgery & Psychiatry*, July 2007.

Patients Association, The, 'Dementia Overtakes Cancer as UK's Most Feared Illness', http://www.patients-association.org.uk/press-release/dementia-overtakes-cancer-uks-feared-illness/, February 2015.

Peters, R., 'Ageing and the Brain', Postgraduate Medical Journal, February 2006.

ScienMag.com, 'Study: Lack of Brain Shrinkage May Help Predict Who Develops Dementia with Lewy Bodies', . http://scienmag.com/study-lack-of-brain-shrinkage-may-help-predict-who-develops-dementia-with-lewy-bodies/, November 2016.

Shiee, N., Bazin, P. L., Zackowski, K. M., Farrell, S. K., Harrison, D. M., et al., 'Revisiting Brain Atrophy and Its Relationship to Disability in Multiple Sclerosis', *PLoS One*, May 2012.

Stanford Medicine News Center, 'Different Mental Disorders Linked to Same Brain-matter Loss, Study Finds', https://med.stanford.edu/news/all-news/2015/02/different-mental-disorders-cause-same-brain-matter-loss. html, 4 February 2015.

Steinman, Lawrence, 'No Quiet Surrender: Molecular Guardians in Multiple Sclerosis Brain', *Journal of Clinical Investigation*, April 2015.

Stern, Y., 'Cognitive Reserve in Ageing and Alzheimer's Disease', *Lancet Neurology*, November 2012.

Stern, Yaakov, 'Cognitive Reserve and Alzheimer Disease', *Alzheimer Disease & Associated Disorders*, Vol. 20, April/June 2006.

Sullivan, Edith V., Harris, R. Adron, and Pfefferbaum, Adolf, 'Alcohol's Effects on Brain and Behavior', *Alcohol Research & Health*, January 2010.

Telegraph.co.uk, 'Ozzy Osbourne's Son Jack Diagnosed with Multiple Sclerosis', http://www.telegraph.co.uk/culture/music/music-news/9337002/Ozzy-Osbournes-son-Jack-diagnosed-with-multiple-sclerosis.html, June 2012.

Topiwala, Anya, Allan, Charlotte L., Valkanova, Vyara, Zsoldos, Enikő, Filippini, Nicola, et al., 'Moderate Alcohol Consumption as Risk Factor for Adverse Brain Outcomes and Cognitive Decline: Longitudinal Cohort Study', *British Medical Journal*, May 2017.

UCSF Memory and Aging Center, 'Alzheimer's Disease', http://memory.ucsf.edu/education/diseases/alzheimer.

U.S. Department of Health and Human Services, *10th Special Report to the U.S. Congress on Alcohol and Health: Highlights from Current Research*, June 2000.

World Health Organization, 'Variant Creutzfeldt-Jakob Disease', http://www.who.int/mediacentre/factsheets/fs180/en/, February 2012.

YouGov UK, 'Cancer Britons Most Feared Disease', https://yougov.co.uk/news/2011/08/15/cancer-britons-most-feared-disease/, August 2011.

第 8 章　最优的脑：在我们的时代，人脑能发展到什么地步

Barker, D., and Osmond, C.. 'Infant Mortality, Childhood Nutrition, and Ischaemic Heart Disease in England and Wales', *The Lancet*, May 1986.

Barnett, J. H., Salmond, C. H., Jones, P. B., and Sahakian, B. J., 'Cognitive Reserve in Neuropsychiatry', *Psychological Medicine*, August 2006.

Barnett, Jennifer H., Hachinski, Vladimir, and Blackwell, Andrew D., 'Cognitive Health Begins at Conception: Addressing Dementia as a Lifelong and Preventable Condition, *BMC Medicine*, November 2013.

Batouli, S. A., Trollor, J. N., Wen, W., and Sachdev, P. S., 'The Heritability of Volumes of Brain Structures and Its Relationship to Age: A Review of Twin and Family Studies', *Ageing Research Reviews*, January 2014.

Belsky, D. W., Caspi, A., Israel, S., Blumenthal, J. A., Poulton, R., and Moffitt, T. E. 'Cardiorespiratory Fitness and Cognitive Function in Midlife: Neuroprotection or Neuroselection?', Annals of Neurology, April 2015.

Black, R. E., Victora, C. G., Walker, S. P., Bhutta, Z. A., Christian, P., et al., 'Maternal and Child Undernutrition and Overweight in Low-income and Middle-income Countries', *The Lancet*, August 2013.

Bouchard, T. J., 'The Wilson Effect: The Increase in Heritability of IQ with Age', *Twin Research and Human Genetics*, October 2013.

Bouchard, T. J. Jr, and McGue, M., 'Genetic and Environmental Influences on Human Psychological Differences', Journal of Neurobiology, January 2003.

Cox, E. P., O'Dwyer, N., Cook, R., Vetter, M., Cheng, H. L., et al., 'Relationship between Physical Activity and Cognitive Function in Apparently Healthy Young to Middle-aged Adults: A Systematic Review', *Journal of Science and Medicine in Sport*, August 2016.

Davies, G., Marioni, R. E., Liewald, D. C., Hill, W. D., Hagenaars, S. P., et al., 'Genome-wide Association Study of Cognitive Functions and Educational Attainment in UK Biobank (N=112 151)', *Molecular Psychiatry*, June 2016.

Deary, I. J., Johnson, W., and Houlihan, L. M., 'Genetic Foundations of Human Intelligence', *Human Genetics*, July 2009.

Ferguson, Christopher J., 'Do Angry Birds Make for Angry Children?: A Meta-analysis of Video Game Influences on Childrens' and Adolescents' Aggression, Mental Health, Pro-social Behavior, and Academic Performance', *Perspectives on Psychological Science*, September 2015.

Gefen ,T., Peterson, M., Papastefan, S. T., Martersteck, A., Whitney, K., et al., 'Morphometric and Histologic Substrates of Cingulate Integrity in Elders with Exceptional Memory Capacity', *Journal of Neuroscience*, January 2015.

Gillman, M. W., and Rich-Edwards, J. W., 'The Fetal Origin of Adult Disease: From Sceptic to Convert', *Paediatric and Perinatal Epidemiology*, July 2000.

Goldman, A. S., 'The Immune System of Human Milk: Antimicrobial, Antiinflammatory and Immunomodulating Properties', *Pediatric Infectious Disease Journal*, August 1993.

Hagenaars, S. P., Harris, S. E., Davies, G., Hill, W. D., Liewald, D. C., et al., 'Shared Genetic Aetiology between Cognitive Functions and Physical and Mental Health in UK Biobank (N=112 151) and 24 GWAS Consortia', *Molecular Psychiatry*, November 2016.

Hales, C. N., and Barker, D. J., 'The Thrifty Phenotype Hypothesis', *British Medical Bulletin*, 2001.

Harris, Judith Rich, *The Nurture Assumption: Why Children Turn Out the Way They Do*, Bloomsbury, 1998.

Harrison, Theresa M., Weintraub, Sandra, Mesulam, M.-Marsel, and Rogalski, Emily, 'Superior Memory and Higher Cortical Volumes in Unusually Successful Cognitive Aging', *Journal of the International Neuropsychological*

Society, November 2012.

Hopkins, M. E., Davis, F. C., Vantieghem, M. R., Whalen, P. J., and Bucci, D. J., 'Differential Effects of Acute and Regular Physical Exercise on Cognition and Affect', *Neuroscience*, July 2012.

Horta, Bernardo L., and Victora, Cesar G., *Short-term Effects of Breastfeeding: A Systematic Review on the Benefits of Breastfeeding on Diarrhoea and Pneumonia Mortality*, World Health Organization Institutional Repostiory for Information Sharing, 2013.

Horta, B. L., Loret de Mola, C., and Victora, C. G., 'Breastfeeding and Intelligence: A Systematic Review and Meta-analysis', *Acta Paediatrica*, December 2015.

Kormos, C. E., Wilkinson, A. J., Davey, C. J., and Cunningham, A. J., 'Low Birth Weight and Intelligence in Adolescence and Early Adulthood: A Meta-analysis', *Journal of Public Health*, June 2014.

Kramer, M. S., 'Determinants of Low Birth Weight: Methodological Assessment and Meta-analysis', *Bulletin of the World Health Organization*, 1987.

Kramer, M. S., Aboud, F., Mironova, E., Vanilovich, I., Platt, R. W., et al., 'Breastfeeding and Child Cognitive Development: New Evidence from a Large Randomized Trial', *Archives of General Psychiatry*, May 2008.

Ksir, C., and Hart, C. L., 'Cannabis and Psychosis: A Critical Overview of the Relationship', *Current Psychiatry Reports*, February 2016.

Lees, C., and Hopkins, J., 'Effect of Aerobic Exercise on Cognition, Academic Achievement, and Psychosocial Function in Children: A Systematic Review of Randomized Control Trials', *Preventing Chronic Disease*, October 2013.

Loret de Mola, C., de França, G. V., Quevedo, Lde A., and Horta, B. L., 'Low Birth Weight, Preterm Birth and Small for Gestational Age Association with Adult Depression: Systematic Review and Meta-analysis', *British Journal of Psychiatry*, November 2014.

Ma, Y., Goins, K. V., Pbert, L., and Ockene, J. K., 'Predictors of Smoking Cessation in Pregnancy and Maintenance Postpartum in Low-income Women', *Maternal and Child Health Journal*, December 2005.

Marconi, A., Di Forti, M., Lewis, C. M., Murray, R. M., and Vassos, E., 'Meta-analysis of the Association Between the Level of Cannabis Use and Risk of Psychosis', *Schizophrenia Bulletin*, September 2016.

Moffitt, T E., Arseneault, L., Belsky, D., Dickson, N., Hancox, R. J., et al., 'A Gradient of Childhood Self-control Predicts Health, Wealth, and Public Safety', *Proceedings of the National Academy of Sciences of the United States of America*, February 2011.

Moon, H. Y., Becke, A., Berron, D., Becker, B., Sah, N., et al., 'Running-Induced Systemic Cathepsin B Secretion Is Associated with Memory Function', *Cell Metabolism*, August 2016.

Paul, Annie Murphy, *Origins : How the Nine Months before Birth Shape the Rest of our Lives*, New York: Free Press, 2011.

Podewils, L. J., Guallar, E., Kuller, L H., Fried, L. P., Lopez, O. L., et al., 'Physical activity, APOE Genotype, and Dementia Risk: Findings from the Cardiovascular Health Cognition Study', *American Journal of Epidemiology*, April 2005.

Polderman, T. J., Benyamin, B., de Leeuw, C A., Sullivan, P. F., van Bochoven,

A., et al., 'Meta-analysis of the Heritability of Human Traits Based on Fifty Years of Twin Studies', *Nature Genetics*, July 2015.

Raikkonen, K., Kajantie, E., Pesonen, A. K., Heinonen, K., Alastalo, H., et al., 'Early Life Origins Cognitive Decline: Findings in Elderly Men in the Helsinki Birth Cohort Study', *PLoS One*, 2013.

Roig, M., Nordbrandt, S., Geertsen, S S., and Nielsen, J. B., 'The Effects of Cardiovascular Exercise on Human Memory: A rReview with Meta-analysis', *Neuroscience and Biobehavioral Reviews*, September 2013.

Scarr, S., and McCartney, K., 'How People Make Their Own Environments: A Theory of Genotype Greater than Environment Effects', Child Development, April 1983.

Schaefer, J. D., Caspi, A., Belsky, D W., Harrington, H., Houts, R., et al., 'Enduring Mental Health: Prevalence and Prediction', Journal of Abnormal Psychology, February 2017.

Slutske, W. S., Moffitt, T. E., Poulton, R., and Caspi, A., 'Undercontrolled Temperament at Age 3 Predicts Disordered Gambling at Age 32: A Longitudinal Study of a Complete Birth Cohort', *Psychological Science*, May 2012.

Spalding, K. L., Bergmann, O., Alkass, K., Bernard, S., Salehpour, M., et al., 'Dynamics of Hippocampal Neurogenesis in Adult Humans', *Cell*, June 2013.

Stern, Y., 'Cognitive Reserve in Ageing and Alzheimer's Disease', *Lancet Neurology*, November 2012.

Sun, F. W., Stepanovic, M. R., Andreano, J., Barrett, L. F., Touroutoglou, A., and Dickerson, B. C., 'Youthful Brains in Older Adults: Preserved Neuroanatomy in the Default Mode and Salience Networks Contributes to Youthful Memory in Superaging', *Journal of Neuroscience*, September 2016.

van Oijen, M., de Jong, F J., Witteman, J. C., Hofman, A., Koudstaal, P. J., and Breteler, M. M., 'Atherosclerosis and Risk for Dementia', Annals of Neurology, May 2007.

van Praag, H., Shubert, T., Zhao, C., and Gage, F. H, 'Exercise Enhances Learning and Hippocampal Neurogenesis in Aged Mice', *Journal of Neuroscience*, September 2005.

Woodby, L. L., Windsor, R. A., Snyder, S. W., Kohler, C. L., and Diclemente, C. C., 'Predictors of Smoking Cessation during Pregnancy', *Addiction*, February 1999.

第 9 章　近在眼前：我们能通过技术手段保护甚至增强脑力吗

Abbott, C. C., Gallegos, P., Rediske, N., Lemke, N. T., and Quinn, D. K., 'A Review of Longitudinal Electroconvulsive Therapy: Neuroimaging Investigations', *Journal of Geriatric Psychiatry and Neurology*, March 2014.

Andersen, R. A., Kellis, S., Klaes, C., and Aflalo, T., 'Toward More Versatile and Intuitive Cortical Brain–Machine Interfaces', *Current Biology*, September 2014.

BBC News, 'Paralysed Man Feeds Himself with Help of Implants', http://www.bbc.co.uk/news/health-39416974, 29 March 2017.

Bharatbook.com, 'Global Cosmetic Surgery and Service Market Report 2015–2019', https://www.bharatbook.com/healthcare-market-research-

reports-643332/global-cosmetic-surgery-service.html, March 2015.
Biddle, S. J., Gorely, T., Marshall, S. J., Murdey, I., and Cameron, N., 'Physical
    Activity and Sedentary Behaviours in Youth: Issues and Controversies',
    Journal of the Royal Society for the Promotion of Health, January 2004.
Bisagno, V., González, B., and Urbano, F. J., 'Cognitive Enhancers versus
    Addictive Psychostimulants: The Good and Bad Side of Dopamine on
    Prefrontal Cortical Circuits', *Pharmacological Research*, July 2016.
Chen, H., Kwong, J. C., Copes, R., Tu, K., Villeneuve, P. J., et al., 'Living
    Near Major Roads and the Incidence of Dementia, Parkinson's Disease, and
    Multiple Sclerosis: A Population-based Cohort Study', *The Lancet*, February
    2017.
Darpa.mil, 'Neurotechnology Provides Near-Natural Sense of Touch', http://
    www.darpa.mil/news-events/2015-09-11, September 2015.
Deer, T. R., Krames, E., Mekhail, N., Pope, J., Leong, M., et al., 'The Appropriate
    Use of Neurostimulation: New and Evolving Neurostimulation Therapies
    and Applicable Treatment for Chronic Pain and Selected Disease States.
    Neuromodulation Appropriateness Consensus Committee', *Neuromodulation*,
    August 2014.
Dierckx, B., Heijnen, W. T., van den Broek, W. W., and Birkenhäger, T. K.,
    'Efficacy of Electroconvulsive Therapy in Bipolar versus Unipolar Major
    Depression: A Meta-analysis', *Bipolar* Disorders, March 2012.
Eapen, B. C., Murphy, D. P., and Cifu, D. X., 'Neuroprosthetics in Amputee and
    Brain Injury Rehabilitation', *Experimental Neurology*, January 2017.
Ernst & Young, *Seeking Sustainable Growth: The Luxury and Cosmetics
    Financial Factbook*, . http://www.ey.com/Publication/vwLUAssets/EY_
    Factbook_2015/$FILE/EY-Factbook-2015.PDF, 2015.
Etchells, Pete, Fletcher-Watson, Sue, Blakemore, Sarah-Jayne, Chambers,
    Chris, Kardefelt-Winther, Daniel, et al., 'Screen Time Guidelines Need to Be
    Built on Evidence, Not Hype', https://www.theguardian.com/science/head-
    quarters/2017/jan/06/screen-time-guidelines-need-to-be-built-on-evidence-
    not-hype, 6 January 2017.
Federici, M., Latagliata, E. C., Rizzo, F. R., Ledonne, A., Gu, H. H., et al.,
    'Electrophysiological and Amperometric Evidence that Modafinil Blocks
    the Dopamine Uptake Transporter to Induce Behavioral Activation',
    Neuroscience, November 2013.
George, Madeleine J., and Odgers, Candice L., 'Seven Fears and the Science of
    How Mobile Technologies May Be Influencing Adolescents in the Digital
    Age', *Perspectives on Psychological Science*, November 2015.
Godinho, B. M., Malhotra, M., O'Driscoll, C. M., and Cryan, J. F., 'Delivering
    a Disease-modifying Treatment for Huntington's Disease', *Drug Discovery
    Today*, January 2015.
Hawking.com, 'My Computer', http://www.hawking.org.uk/the-computer.html.
Haz-map.com, 'In Post-Industrial Countries, What Is the Current Status of Our
    Environment Compared to 25 Years Ago?', http://www.haz-map.com/pollutio.
    htm, April 2011.
Horvath, J. C., Forte, J. D., and Carter, O., 'Quantitative Review Finds No
    Evidence of Cognitive Effects in Healthy Populations From Single-session
    Transcranial Direct Current Stimulation (tDCS)', *Brain Stimulation*, May–

June 2015.

Iaccarino, H F., Singer, A. C., Martorell, A J., Rudenko, A., Gao, F., et al., 'Gamma Frequency Entrainment Attenuates Amyloid Load and Modifies Microglia', *Nature*, December 2016.

Jarvis, S., and Schultz, S. R., 'Prospects for Optogenetic Augmentation of Brain Function', *Frontiers in Systems Neuroscience*, November 2015.

Kalia, L. V., Kalia, S. K., and Lang, A. E., 'Disease-modifying Strategies for Parkinson's Disease', *Movement Disorders*, September 2015.

Kirik, D., Cederfjäll, E., Halliday, G., and Petersén, A., 'Gene Therapy for Parkinson's Disease: Disease Modification by GDNF Family of Ligands', *Neurobiology of Disease*, January 2017.

Lefaucheur, J. P., André-Obadia, N., Antal, A., Ayache, S. S., Baeken, C., et al., 'Evidence-based Guidelines on the Therapeutic Use of Repetitive Transcranial Magnetic Stimulation (rTMS)', Clinical Neurophysiology, November 2014.

LeWitt, P A., Rezai, A. R., Leehey, M. A., Ojemann, S. G., Flaherty, A W., et al., 'AAV2-GAD Gene Therapy for Advanced Parkinson's Disease: A Double-blind, Sham-surgery Controlled, Randomised Trial, *Lancet Neurology*, April 2011.

Lewis, P. M., Ackland, H M., Lowery, A. J., and Rosenfeld, J. V., 'Restoration of Vision in Blind Individuals Using Bionic Devices: A Review with a Focus on Cortical Visual Prostheses', *Brain Research*, January 2015.

Miocinovic, S., Somayajula, S., Chitnis, S., and Vitek, J. L., 'History, Applications, and Mechanisms of Deep Brain Stimulation', *JAMA Neurology*, February 2013.

Mitteroecker, P., Huttegger, S. M., Fischer, B., and Pavlicev, M., 'Cliff-edge Model of Obstetric Selection in Humans', *Proceedings of the National Academy of Sciences of the United States of America*, December 2016.

Mohammadi, Dara, 'Huntington's Disease: The New Gene Therapy That Patients Cannot Afford', https://www.theguardian.com/science/2016/may/15/huntingtons-disease-drugs-cure-research-poor-families-colombia-corporate-responsibility, 15 May 2016.

Niparko, J. K., Tobey, E. A., Thal, D. J., Eisenberg, L S., Wang, N Y., et al., 'Spoken Language Development in Children Following Cochlear Implantation', *Journal of the American Medical Association*, April 2010.

Plasticsurgery.org, 'Plastic Surgery Statistics Show New Consumer Trends', https://www.plasticsurgery.org/news/press-releases/plastic-surgery-statistics-show-new-consumer-trends, 26 February 2015.

Ramaswamy, S., and Kordower, J. H., 'Gene Therapy for Huntington's Disease', *Neurobiology of Disease*, November 2012.

Repantis, D., Laisney, O., and Heuser, I., 'Acetylcholinesterase Inhibitors and Memantine for Neuroenhancement in Healthy Individuals: A Systematic Review.', *Pharmacological Research*, June 2010.

Repantis, D., Schlattmann, P., Laisney, O., and Heuser, I., 'Modafinil and Methylphenidate for Neuroenhancement in Healthy Individuals: A Systematic Review,' *Pharmacological Research*, September 2010.

Roy, D S., Arons, A., Mitchell, T I., Pignatelli, M., Ryan, T. J., and Tonegawa, S., 'Memory Retrieval by Activating Engram Cells in Mouse Models of Early Alzheimer's Disease', *Nature*, March 2016.

Sahakian, B. J., Bruhl, A. B., Cook, J., Killikelly, C., Savulich, G., et al., 'The Impact of Neuroscience on Society: Cognitive Enhancement in Neuropsychiatric Disorders and in Healthy People', *Philosophical Transactions of the Royal Society of London, Biological Sciences*, September 2015.

Shin, J. W., Kim, K. H., Chao, M J., Atwal, R. S., Gillis, T., et al., 'Permanent Inactivation of Huntington's Disease Mutation by Personalized llele-specific CRISPR/Cas9', *Human Molecular Genetics*, October 2016.

Slotema, C. W., Blom, J. D., Hoek, H. W., and Sommer, I E, 'Should We Expand the Toolbox of Psychiatric Treatment Methods to Include Repetitive Transcranial Magnetic Stimulation (rTMS)?: A Meta-analysis of the Efficacy of rTMS in Psychiatric Disorders', *Journal of Clinical Psychiatry*, July 2010.

Smith, M E., and Farah, M. J., 'Are Prescription Stimulants "smart pills"?: The Epidemiology and Cognitive Neuroscience of Prescription Stimulant Use by Normal Healthy Individuals', *Psychologial Bulletin*, September 2011.

Sparreboom, M., van Schoonhoven, J., van Zanten, B. G., Scholten, R. J., Mylanus, E. A., et al., 'The Effectiveness of Bilateral Cochlear Implants for Severe-to-Profound Deafness in Children: A Systematic Review', *Otology & Neurotology*, September 2010.

UCL Huntington's Disease Research, 'Trial of Innovative Drug, Developed by Ionis Pharmaceuticals, Aims to Reduce Production of the Toxic Protein that Causes Devastating Brain Disease', http://hdresearch.ucl.ac.uk/2015/10/first-patients-treated-with-gene-silencing-drug-isis-httrx-for-huntingtons-disease-2/, October 2015

van der Lely, S., Frey, S., Garbazza, C., Wirz-Justice, A., Jenni, O. G., et al, 'Blue Blocker Glasses as a Countermeasure for Alerting Effects of Evening Light-emitting Diode Screen Exposure in Male Teenagers', *Journal of Adolescent Health*, January 2015.

van Schoonhoven, J., Sparreboom, M., van Zanten, B. G., Scholten, R. J., Mylanus, E. A., et al., 'The Effectiveness of Bilateral Cochlear Implants for Severe-to-Profound Deafness in Adults: A Systematic Review', *Otology & Neurotology*, February 2013.

Vastag, B., 'Poised to Challenge Need for Sleep, "Wakefulness Enhancer" Rouses Concerns', *Journal of the American Medical Association*, January 2004.

Xie, L., Kang, H., Xu, Q., Chen, M. J., Liao, Y., et al., 'Sleep Drives Metabolite Clearance from the Adult Brain', *Science*, October 2013.

图书在版编目（CIP）数据

我们的脑子够用吗？：剑桥的9堂趣味脑科学课 /
（英）亚历克西斯·威利特 (Alexis Willett)，（英）珍
妮佛·巴内特 (Jennifer Barnett) 著；颜雅琴，谢晴
译 . —— 南京：江苏凤凰文艺出版社，2020.6（2021.1 重印）
书名原文：HOW MUCH BRAIN DO WE REALLY NEED?
ISBN 978-7-5594-4511-7

Ⅰ . ①我… Ⅱ . ①亚… ②珍… ③颜… ④谢… Ⅲ .
①脑科学—普及读物 Ⅳ . ① R338.2-49

中国版本图书馆 CIP 数据核字 (2020) 第 011429 号

How Much Brain Do We Really Need? by Alexis Willett and Jennifer Barnett
Copyright © Alexis Willett and Jennifer Barnett, 2017
First published in Great Britain in 2017 by Robinson, an imprint of Little, Brown Book Group.
This Chinese language edition is published by arrangement with Little, Brown Book Group,
London
Through Big Apple Agency, Inc., Labuan, Malaysia.
Simplified Chinese edition copyright © 2020 Ginkgo (Beijing) Book Co., Ltd.
All rights reserved.

本书中文简体版权归属于银杏树下（北京）图书有限责任公司。
版权登记号：10-2020-33

我们的脑子够用吗？——剑桥的9堂趣味脑科学课

［英］亚历克西斯·威利特　珍妮佛·巴内特 著　　　颜雅琴　谢　晴 译

出 版 人	张在健	
责任编辑	王　青	
特约编辑	曹　可	
筹划出版	银杏树下	
出版统筹	吴兴元	
营销推广	ONEBOOK	
装帧制造	墨白空间	
出版发行	江苏凤凰文艺出版社	
	南京市中央路 165 号，邮编：210009	
网　　址	http://www.jswenyi.com	
印　　刷	北京天宇万达印刷有限公司	
开　　本	889 毫米 ×1194 毫米　1/32	
印　　张	9	
字　　数	171 千字	
版　　次	2020 年 6 月第 1 版	
印　　次	2021 年 1 月第 2 次印刷	
书　　号	ISBN 978-7-5594-4511-7	
定　　价	45.00 元	

江苏凤凰文艺版图书凡印刷、装订错误，可向出版社调换，联系电话 025 - 83280257

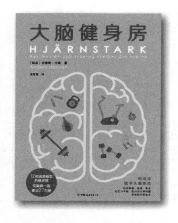

《大脑健身房》

著　　者：[瑞典] 安德斯·汉森
　　　　　（Anders Hansen）

译　　者：张雪莹

书　　号：978-7-5057-4716-6

出版时间：2019.9

定　　价：38.00 元

用运动赋予大脑新生

　　全球销量破 62 万册，数次斩获瑞典年度健康大奖的瑞典首席心理健康专家口碑力作

内容简介

　　传统健身房能让我们身体变得更健康，身材变得更健美。而大脑健身房能针对焦虑、压力、专注力、抑郁、记忆力、衰老等问题进行逐个突破。

　　作者立足脑科学和心理学，将过去 5 年的神经科学研究成果分解为简单易懂的内容，依托案例和实验生动地讲述出来。读者将能对大脑产生进一步的了解，明白运动将对每种问题产生何种影响。此外，本书还为大众读者提供了实用而具体的建议，对每种问题提出了涉及训练种类、训练时间与频率的"处方"。它敦促你训练自己的身体和思想，让你的整个身体升级并开始行动！

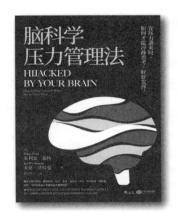

《脑科学压力管理法》

著　者：[美] 朱利安·福特 (Julian Ford)

　　　　乔恩·沃特曼 (Jon Wortmann)

译　者：吕云莹

书　号：978-7-210-11301-0

出版时间：2019.9

定　价：42.00 元

在压力袭来时，如何才能冷静思考、好好发挥？

荣登美国亚马逊压力管理、心理与咨询等 9 个类目销量排行榜 NO.1

内容简介

压力不是敌人！

为了减少压力，你必须了解你的大脑为什么会让你感受到压力，以及如何利用它来处理给你带来压力的状况。

人的大脑中有"生存脑"和"学习脑"两大部分。在失败的压力管理中，人在生存脑的影响下变得紧张起来，失去自控，无法运用学习脑解决问题。针对这一问题，作者提供了FREEDOM 模型和 SOS 法则——FREEDOM 模型是一种包含了七个要素的大脑优化模型，而 SOS 法则是一种能使人专心思考对自己最重要的事物，从而管理压力的技巧。通过反复践行这些实际的步骤，读者可以让保护生命的生存脑与理性思考的学习脑合作，从而帮助自己和周围的人科学地管理压力。